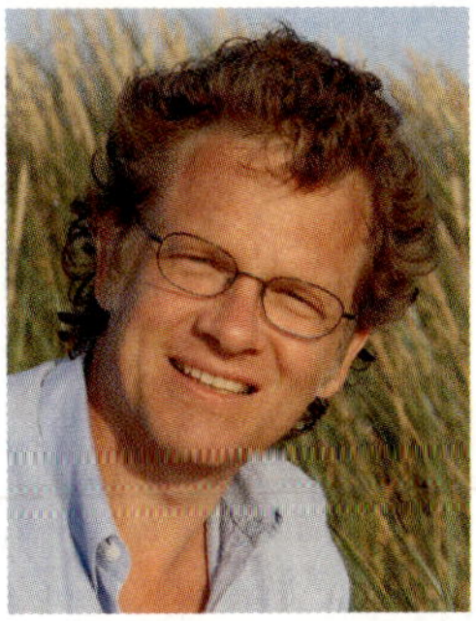

Dr. med. Christian Larsen, 1956 in Basel geboren, ist Arzt und leitet heute das Institut für Spiraldynamik an der Privatklinik Bethanien in Zürich. Er ist Forscher, Autor, Preisträger, Dozent und Mitbegründer der Spiraldynamik®. Beobachtungen an Neugeborenen, im Spitzensport, im Ballett, im Yoga und an sich selbst brachten den jungen Arzt auf die Spur menschlicher Bewegungsintelligenz. Aus den Forschungsarbeiten ist die Spiraldynamik® hervorgegangen, eine Gebrauchsanweisung für den eigenen Körper. Die praktischste Erfindung seit es das menschliche Bewegungssystem gibt! Die Natur arbeitet mit Prinzipien, die wir als Menschen verstehen, erfühlen und konkret anwenden können. Im Alltag, im Training und in der Therapie. Larsen setzt sich als Arzt und als Mensch vehement für innovative, effiziente und eigenverantwortliche Selbsthilfe-Programme ein. Sein Ziel: Als Partner und persönlicher Coach begleitet der Arzt den Patienten auf dem Weg zur Genesung. Christian Larsen lebt mit der Künstlerin Claudia Larsen-Vuille und ihren Zwillingstöchtern in der Nähe von Zürich.

Spiraldynamik®

Die Gebrauchsanweisung für den Körper

Die Kunst und Wissenschaft menschlicher Bewegung wird entschlüsselt: Warum bewegen sich einige Menschen perfekt und andere nicht? Was ist intelligente Bewegung wirklich? Diesen Fragen geht das medizinisch-therapeutische Institut für Spiraldynamik an der Privatklinik Bethanien in Zürich auf den Grund.

Mit der Aufrichtung des Menschen hat die Evolution in den vergangenen vier Millionen Jahren ein Meisterwerk geschaffen. Die letzten hundert Jahre der gesellschaftlichen Entwicklung waren dabei allerdings nicht eingeplant: Der Mensch bewegt sich zu wenig. Die fehlende Routine schlägt sich in bekannten Symptomen nieder: Fehlhaltungen, frühzeitiger Abnützung, verlorener Bewegungsintelligenz. So weit so schlecht. Doch unzählige Bewegungs-Profis in Tanz und Sport beweisen, dass es auch anders geht: Intelligente Bewegung ist lernbar.

Die französische Physiotherapeutin Yolande Deswarte und der Basler Arzt Christian Larsen gründeten vor zwanzig Jahren die Spiraldynamik, um Bewegungsqualität als natürlichste Quelle für die persönliche Gesundheitsförderung zu erforschen. Aus den Forschungsergebnissen ist heute ein internationales, preisgekröntes Unternehmen geworden. Ausbildung von Bewegungsprofis aus Medizin, Therapie, Sport, Tanz und Kunst werden im gesamten deutschsprachigen Raum angeboten (Information zur Ausbildung unter www.spiraldynamik.com > Ausbildung)

Am Med Center in Zürich analysieren Ärzte und Therapeuten Probleme des Bewegungssystems. Im Vordergrund steht die Wiederherstellung der optimalen Bewegungsfunktion. So können Operationen vermieden und neue Bewegungsfreiheit erlernt werden. Unzählige Patienten und Kursbesucher haben in den vergangenen Jahren zu Wohlbefinden, Schmerzfreiheit und Leistungssteigerung, zu mehr Ausdruck und Dynamik gefunden (Information zum Med Center unter www.spiraldynamik.com).

Dr. med. Christian Larsen

Gut zu Fuß ein Leben lang

- Fehlbelastungen erkennen und beheben
- Trainieren statt operieren: Die Erfolgsmethode Spiraldynamik®
- 50 Übungen bei Hallux, Fersensporn, Spreizfuß & Co.

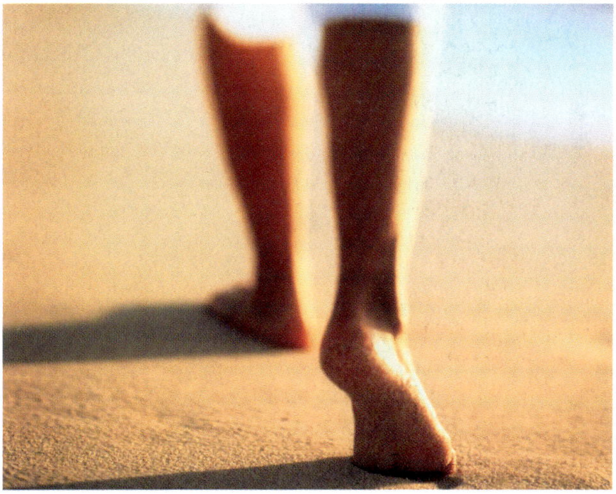

TRIAS

Fußprobleme wegtrainieren

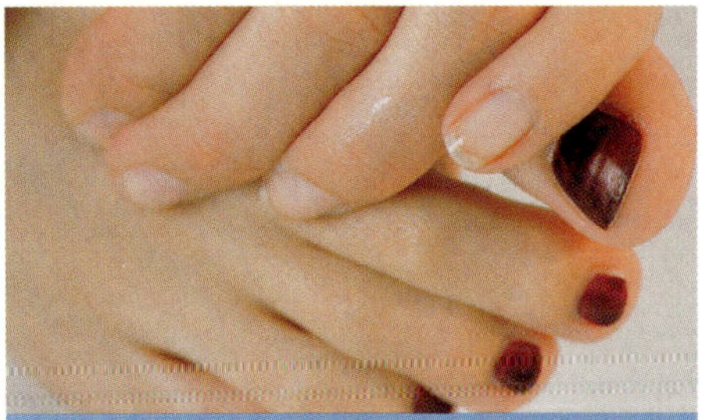

1 Evolution

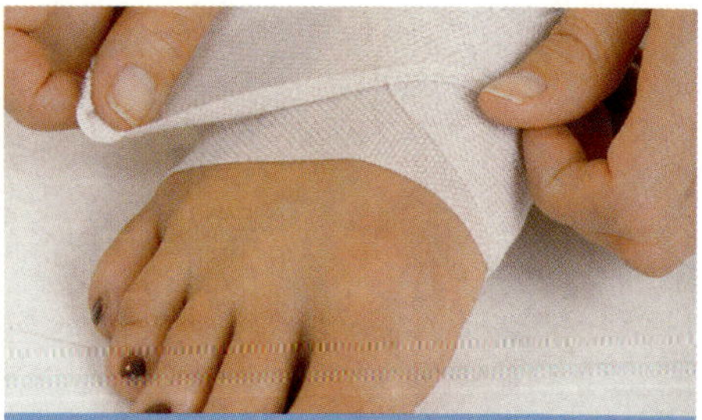

2 Fußprobleme

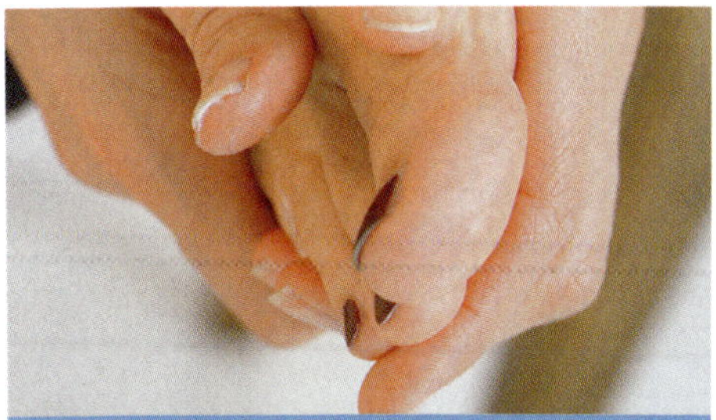

3 Selbstdiagnose

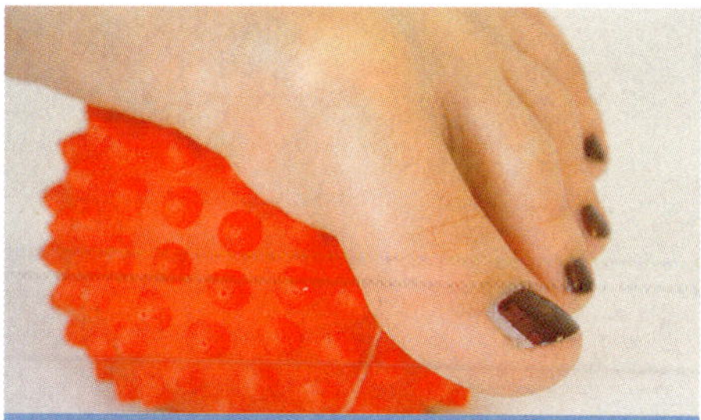

4 Ihr Basis-Programm

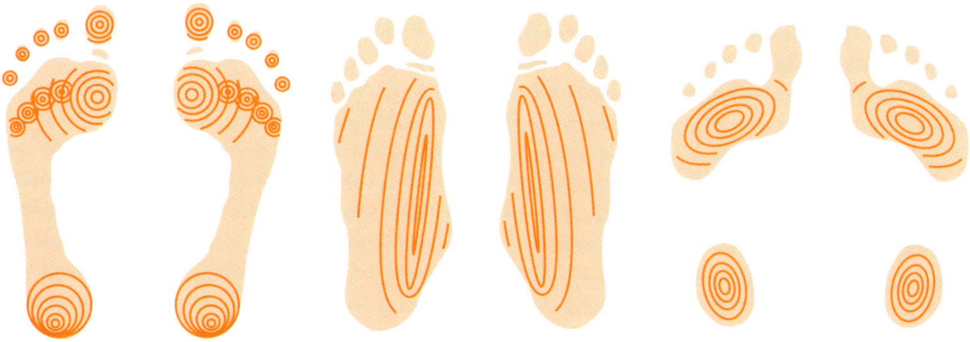

Fußprobleme wegtrainieren

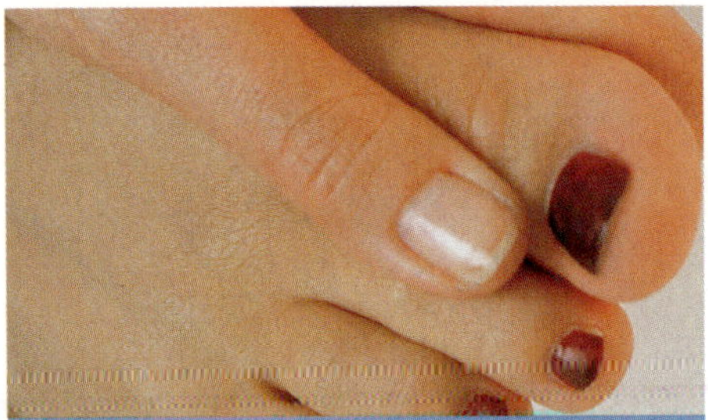

5 Übungen für Ihren Alltag

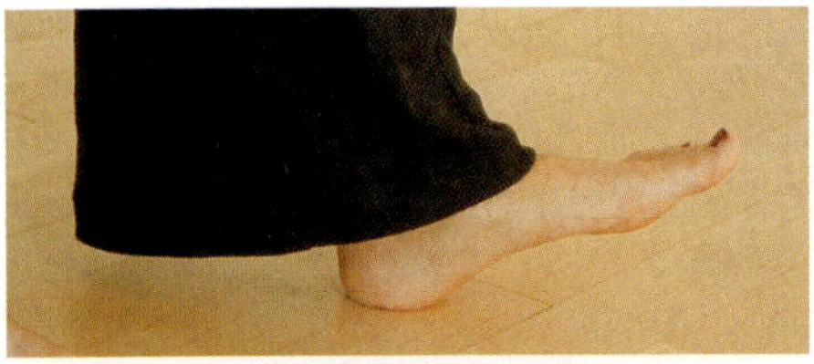

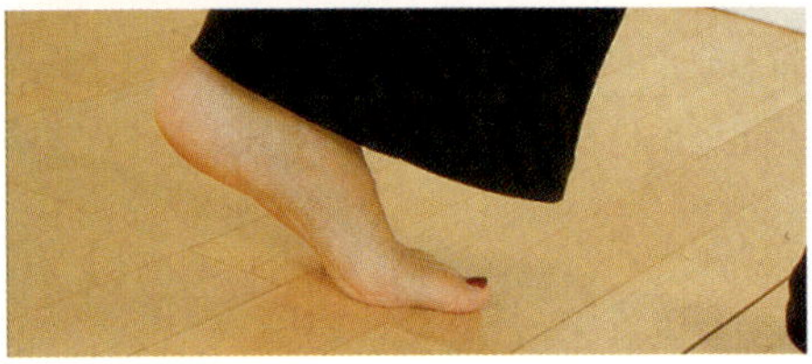

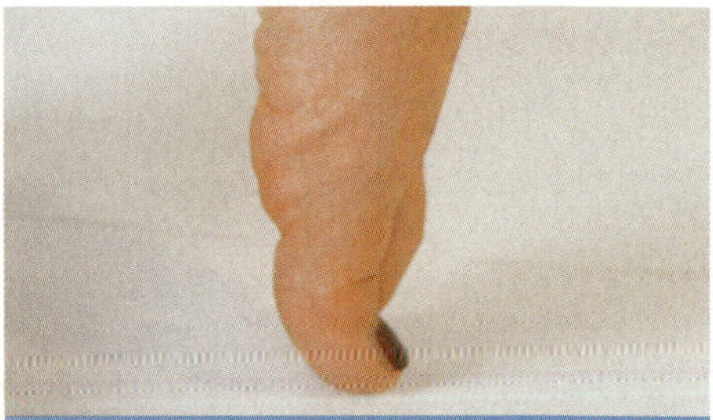

6 Spezialübungen

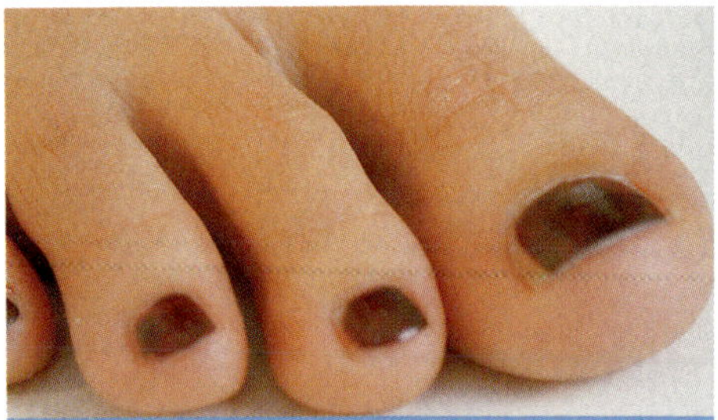

7 Profi-Unterstützung

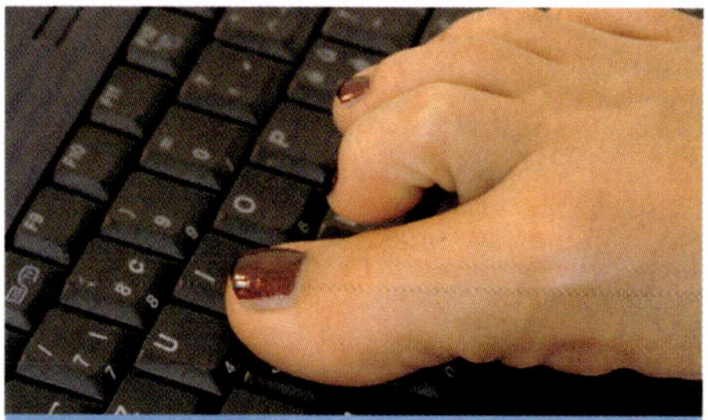

Fußprobleme wegtrainieren

Die Übungen alphabetisch auf einen Blick

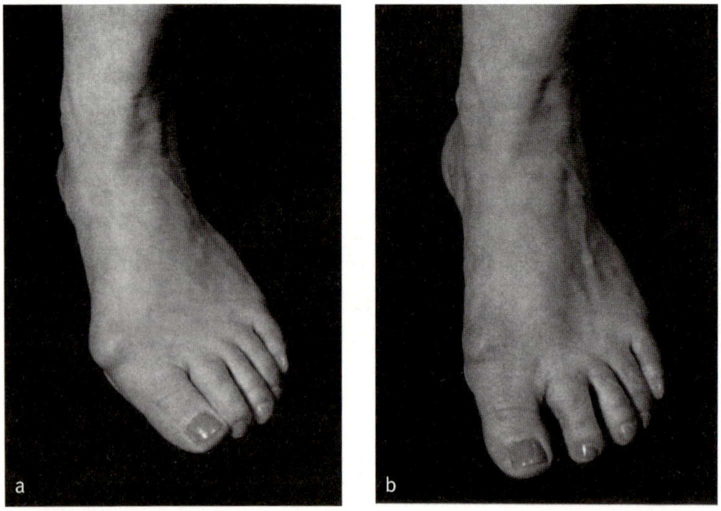

◀ a) Hallux valgus beidseitig – Schiefstand der Großzehe mit Ballenbildung

b) nach einem Jahr mit regelmäßiger Spiraldynamik®-Selbsthilfe, ohne Operation!

Basisübungen

Anwendung im Alltag

SPEZIALÜBUNGEN

Vorwort

Damit Sie über dieses Buch stolpern

Ich stelle ein Dutzend Fragen, Sie antworten spontan: Mehr als ein „Ja“ und dieses Buch ist für Sie geschrieben – für Ihre Füße um genau zu sein. Hier die Fragen:

- Sie sind fasziniert vom Wunderwerk Fuß?
- Sie möchten wissen, wie gesund Ihre Füße sind?
- Sie beanspruchen Ihre Füße beim Joggen, Sport, Tanz?
- Sie suchen Präventionsmöglichkeiten für gesunde Füße?
- Sie leiden an Fußproblemen?
- Sie sind mit familiären Fußproblemen belastet?
- Sie möchten selber eine Diagnose stellen?
- Sie möchten wissen, was mit ihren Füßen los ist?
- Sie wünschen eine Fußtherapie ohne Spritzen und Medikamente?
- Sie wünschen eine Alternative zur geplanten Fußoperation?
- Sie möchten das Schicksal Ihrer Füße in die eigenen Hände nehmen?
- Sie möchten etwas für die Füße Ihrer Kinder tun?

Gut zu Fuß – ein Leben lang

Ein Drittel aller Erwachsenen klagt über Fußprobleme. Da läuft ganz entschieden etwas falsch! Genau genommen: Nicht etwas läuft falsch, sondern die Besitzer der Füße. Weggepackt in Strümpfen und Schuhen werden sie im kopflastigen Alltag förmlich zertreten. Die Auswirkungen sind schmerzhaft und unnötig.

Gewinnen Sie mit diesem Ratgeber die angeborene Intelligenz Ihrer Füße zurück, bis in die Zehenspitzen! Zahlreiche Tipps zur Selbstdiagnose, die besten Spiraldynamik® Fuß-Übungen zur Selbsthilfe und umfassende Vorbereitung für das Gespräch mit Ihrem Arzt geben Ihnen die notwendige Sicherheit und Kompetenz. Nehmen Sie das Schicksal Ihrer Füße in die eigenen Hände. Entwickeln Sie Bewunderung und Zuwendung für die eigenen Füße, die Träger Ihrer Persönlichkeit!

Dr. med. Christian Larsen

P.S.: Mein Dank an Claudia Larsen (Fotos), Bea Miescher und Maja Christen (Konzeption), Gertraud Albers und Annerose Sieck (Lektorat), Viorel Constantinescu (Zeichnungen) und Sibylle Duelli (Programmplanung).

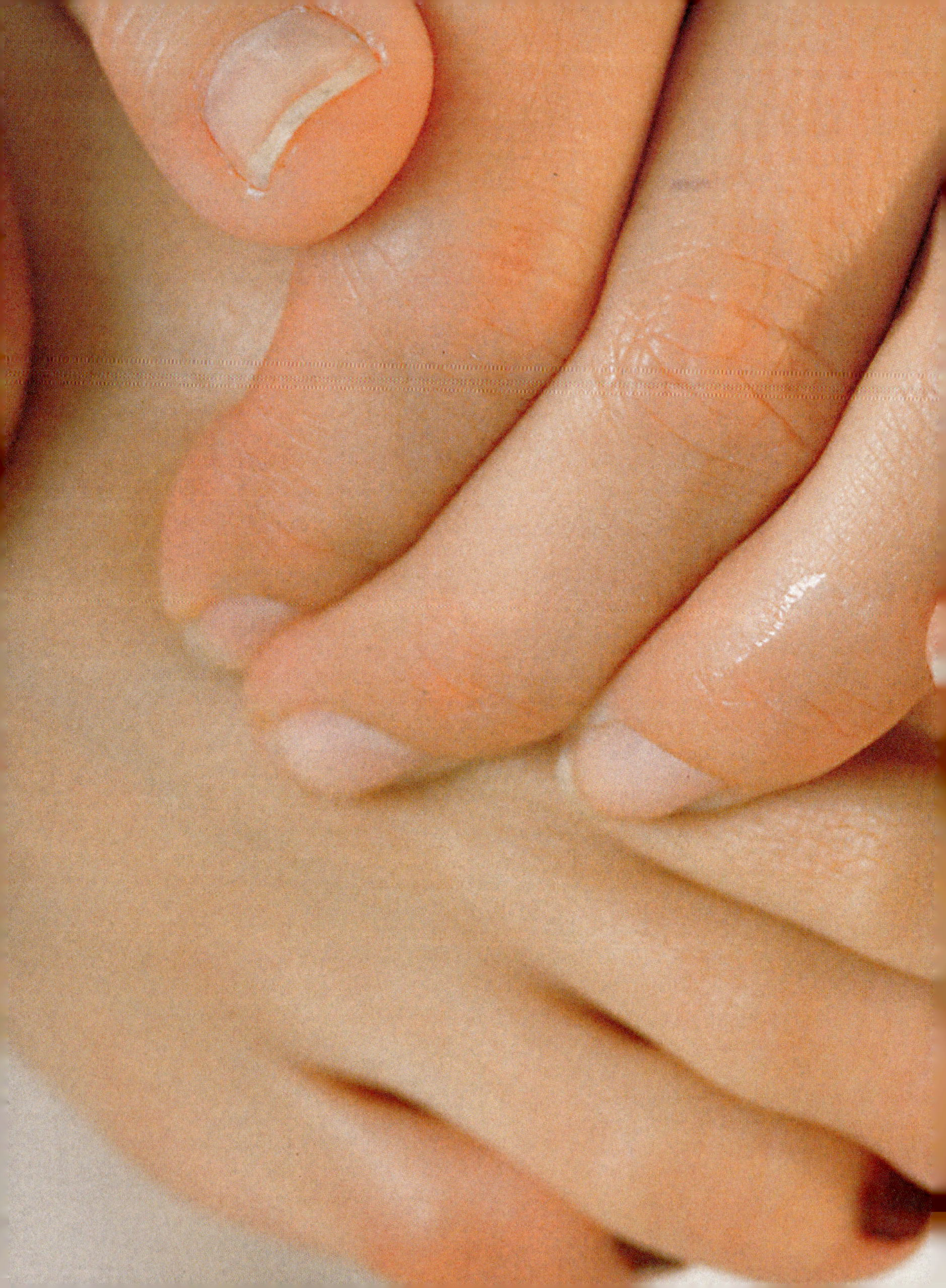

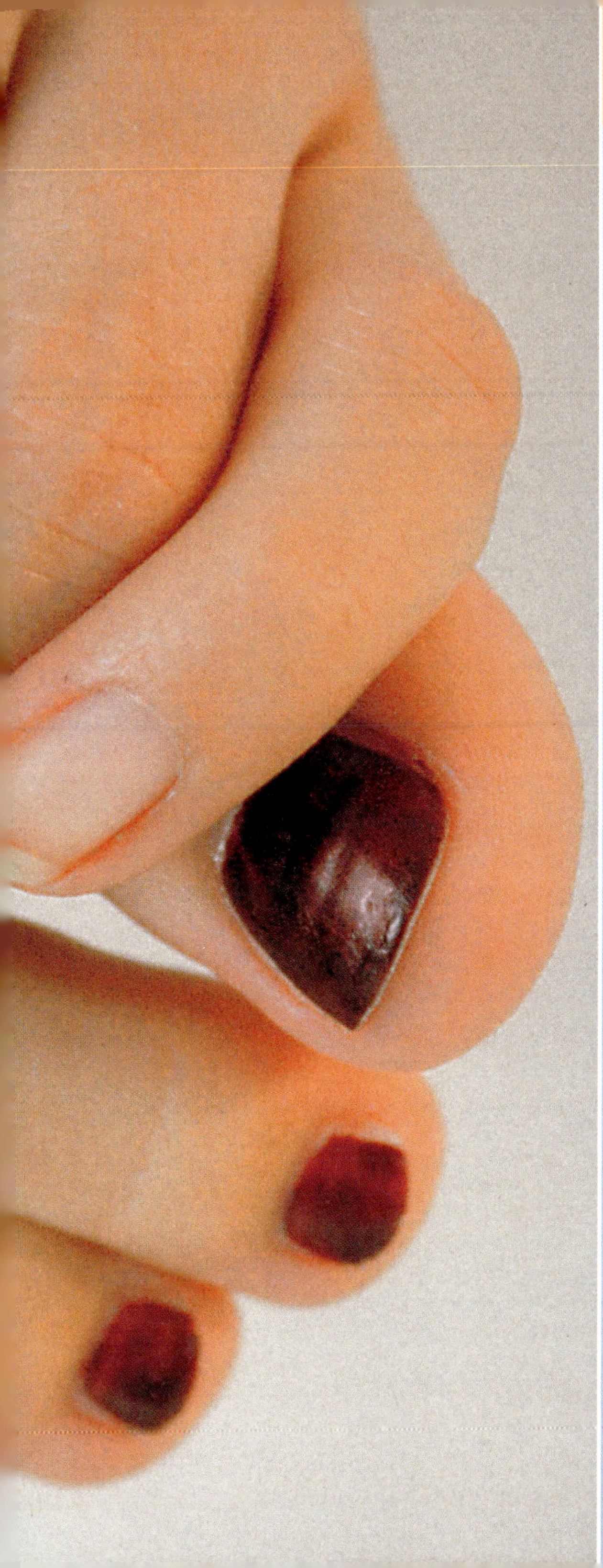

1

Evolution: Gesunden Füßen auf der Spur

Der Leistungsausweis des menschlichen Fußes liest sich genauso spannend wie das Guinnessbuch der Rekorde. Stellen Sie sich einen Weitspringer vor: Beim Absprung wirken gewaltige Kräfte auf den Körper ein – bis zu einer Tonne bei einem Sechsmetersprung. Eigentlich müssten die kleinen Fußwurzelknochen bersten und die Sehnen reißen. Doch der Athlet landet sicher. Wie ist das möglich? Das Geheimnis liegt in der ausgeklügelten Gewölbekonstruktion, die solchen Belastungen standhält. Diese geniale Konstruktion steckt in jedem Fuß – auch in Ihrem!

In diesem Kapitel erfahren Sie, wie Sie dieses Know-how für die eigenen Füße nutzen können.

1 Evolution

▶ Die Entdeckung dieser fossilien Fußspuren (Australopithecus afarensis bei Laetoli, Tansania, vor 3,8 Mio. Jahren) erbrachte den Beweis für den aufrechten Gang des Urmenschen.

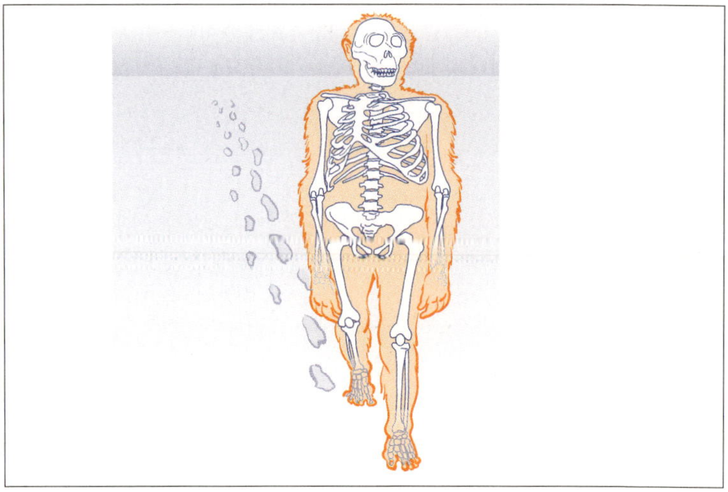

Lebensstil: Vom Dauerläufer zum Dauersitzer

Die eigentliche Menschwerdung begann vor rund vier Millionen Jahren mit der „Vermenschlichung" des Fußes[35]. Um die Hände vom Dienst der Fortbewegung zu befreien und für andere Aufgaben zu nutzen, musste der Urmensch erst einmal stabil auf seinen Füßen stehen können. Lange bevor die Entwicklung von Hand und Hirn einsetzte, lernten unsere Vorfahren also, richtig auf beiden Füßen zu stehen und zu gehen.

Lange Zeit lebten unsere Vorfahren als Nomaden auf ewiger Wanderschaft. Erst nach der letzten Eiszeit vor rund 6 000 Jahren wurden sie sesshaft. Vor etwa 100 Jahren schließlich mutierte der Mensch zum modernen „Sitzling": im Bürostuhl, vor dem Fernseher oder im Auto. Dramatische Veränderungen für den Fuß und das gesamte menschliche Bewegungssystem sind die Folge. Gesunde Füße jedoch brauchen Bewegung. Selbst Nichtläufer kommen zu Lebzeiten auf geschätzte 160 Millionen Schritte.

Überblick
Evolution

- Vor 4 Mio. Jahren: Urmensch geht
- Vor 2 Mio. Jahren: Großhirn entsteht
- Vor 10 000 Jahren: Eiszeit
- Vor 6 000 Jahren: Nomaden werden sesshaft
- Vor 100 Jahren: Mensch wird zum „Sitzling"

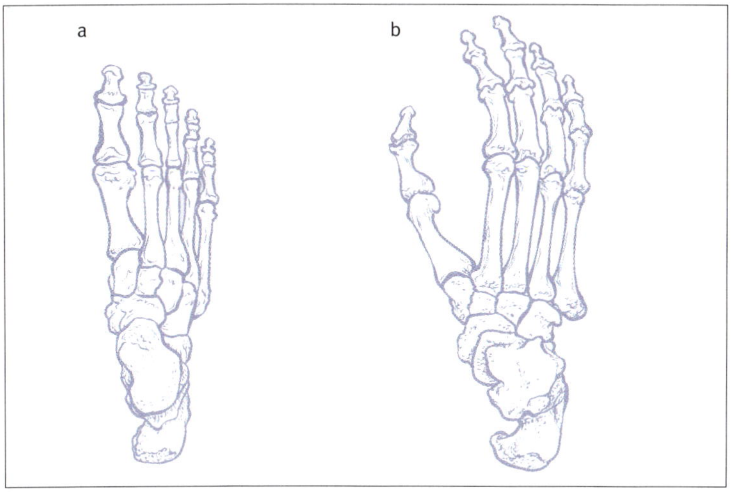

a) Der Fuß des Urmenschen unterscheidet sich klar vom b) Affenfuß; parallel angelegte Großzehe, spiraliges Fußgewölbe, massiver Fersenknochen.

Herkunft: Affen- oder Delfinmensch?

Zwei Theorien streiten über unsere jüngere Stammesgeschichte. Gemäß „Savannentheorie" führt die Entwicklungsgeschichte vom Vierbeiner über ein Affenstadium im Dschungel zurück in die Savanne. Der Urmensch begann aufrecht auf zwei Beinen durchs Leben zu gehen, bekam Kopf und Hände frei für andere Dinge. Die „Wassertheorie" hingegen sieht das ganz anders: Die Urmenschen lebten in Küstennähe, halb zu Lande, halb im Wasser: daher das dicke Unterhaut-Fettpolster, die vorspringende Nase, die spärliche Körperbehaarung und der Tauchreflex – wie bei Meeressäugern.

Mit der Aufrichtung zum Zweibeiner verlagerte sich der Schwerpunkt sprunghaft nach oben. Gleichzeitig verkleinerte sich die Standfläche auf bescheidene zweimal 100 cm^2. Das Anforderungsprofil an die neuen Füße war gewaltig: Standfestigkeit, Gleichgewicht, Stoßdämpfung, Leichtfüßigkeit – und alles in einem! Trotz Genialität von Keil- und Spiralprinzip gab es eine Schwachstelle: die Verankerung der Großzehe. Der Greiffuß der Affen glich mehr einer Hand als einem Fuß. Das Daumenzeh-Grundgelenk ist evolutionsgeschichtlich ein sehr bewegliches Gelenk. Und genau darin liegt das Problem: Die elastisch-stabile Verankerung der Großzehe an den Keilbeinen ist anfällig für Fehlbelastung.

Überblick

Standfestigkeit

- Ferse gerade stabil
- Mittelfuß elastisch
- Bodenkontakt Großzehengrundgelenk

▶ Beim spiraligen Auswringen eines Handtuches entstehen a) Rotation und Gegenrotation, dann der C-Bogen (b) und schließlich der S-Bogen (c).

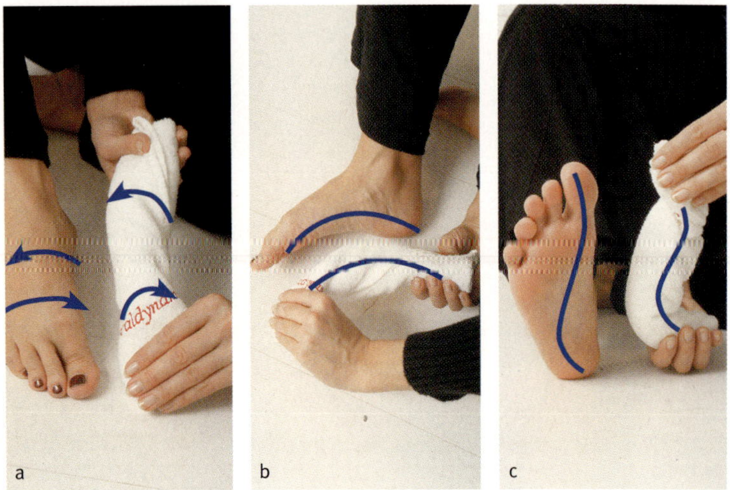

Natur: Der Trick mit der Spirale

Finger und Handwurzelknochen liegen fächerartig nebeneinander und bilden eine gewölbte Knochenhalbkugel. Der Vorteil: Die Hand kann sich wie eine Kugel abflachen und einrollen. Damit lässt es sich wunderbar zupacken und loslassen! Nur darauf stehen geht schlecht. Darauf gehen noch viel schlechter. Bei der Entwicklung vom affenähnlichen Greiffuß zum menschlichen Standfuß hat sich die Evolution etwas einfallen lassen: den Trick mit der Spirale! Das Kugelgewölbe des Greiffußes wurde in ein Spiralgewölbe umgebaut. Die Ferse wurde um 90 Grad gedreht, der Fersenknochen massiv verstärkt und die Großzehe vorn flach angelegt.

Die Spirale ist ein altbewährtes Lebens-, Bewegungs- und Strukturprinzip und begegnet uns in der Natur auf Schritt und Tritt: Schneckenhäuser bieten sichere Rückzugsmöglichkeit; gewundene Geweihe sind stolzer Schmuck und gefährliche Kampfwaffe; Pflanzen wachsen sich windend nach oben und gewinnen so Stabilität und Biegsamkeit. Die Urelemente Luft und Wasser bewegen sich bevorzugt in Spiralform, als Wirbelwind oder Wasserstrudel. Die Liste ließe sich beliebig fortsetzten, von der DNS-Doppelhelix der Chromosomen bis zur Nabelschnur oder zum galaktischen Spiralnebel.

Überblick

Helix

- Makrokosmos: Spiralnebel, Tornado
- Natur: Schneckenhäuser, Nabelschnur
- Mikrokosmos: Chromosomen, Eiweiße

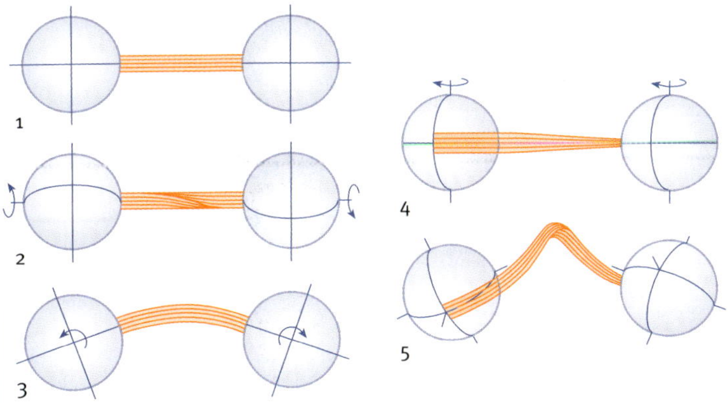

◀ So erkennen Sie das Spiralprinzip: In sich gedreht, C- und S-Bogen. 1: Neutralstellung, 2: Drehung-Gegendrehung, 3: C-Bogen, 4: S-Bogen, 5: Kombination der Teilbewegungen 2–4.

Rotation: Bitte dreidimensional

Eine Schwalbe macht noch keinen Sommer. Und eine Drehung noch keine Spirale. Die Schraubenspirale besitzt eine genau definierte charakteristische Form und Dynamik. Das Geheimnis liegt in den drei Dimensionen: Versuchen Sie es mit einem Handtuch: Falten Sie es zusammen und wringen Sie es gleichmäßig mit beiden Händen aus: Ihre Hände drehen in entgegengesetzte Richtungen. Nun drehen Sie weiter und beobachten, was in der Mitte des Tuches passiert: Es wölbt sich auf, ein C-Bogen entsteht. Drehen Sie kräftig weiter: Die Enden des Tuches drehen sich S-förmig voneinander weg: Sie haben soeben die klassische dreidimensionale Schraubenspirale erschaffen, die so genannte Helix.

Helix: C-Bogen, S-Bogen plus Rotation

Rotation entsteht durch Drehung und Gegendrehung. Der C-Bogen entspricht der Aufwölbung in der Mitte, der S-Bogen ist am besten von oben sichtbar. Die Helix entsteht durch Rotation plus C-Bogen plus S-Bogen. Genau dieses Know-how setzte die Natur zur Entwicklung des menschlichen Fußes ein und Sie zur Gesunderhaltung Ihrer Füße.

Überblick

Bewegungssystem

- Spiraliges Fußgewölbe
- Kreuzbänder Kniegelenk
- Links-Rechts-Drehung Wirbelsäule

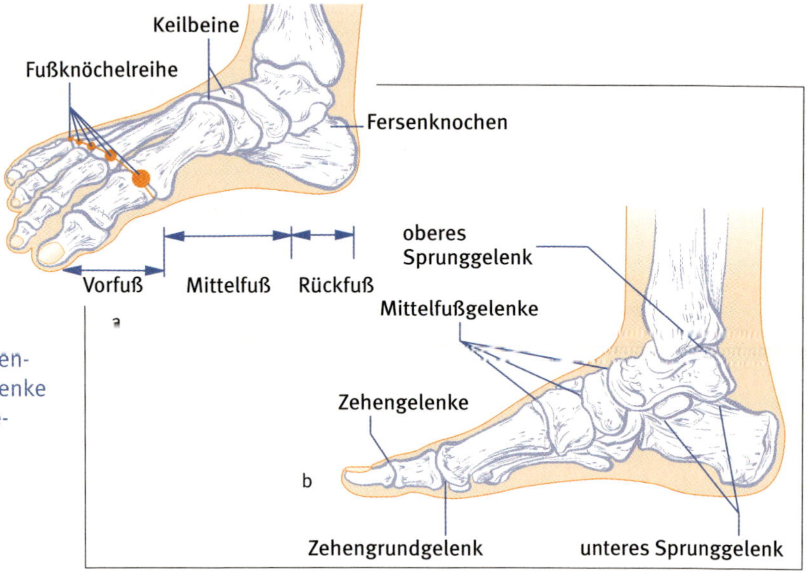

▶ a) Fußskelett: Ferse (Rückfuß), Keilbeine (Mittelfuß), Fußknöchelreihe und Zehennägel (Vorfuß); b) Fußgelenke: oberes und unteres Sprunggelenk, zwiebelschalenartige Mittelfußgelenke und Zehengrundgelenke.

Anatomie zum Anfassen

Das Fußskelett ist ein komplexes Wunderwerk aus 28 Knochen. Vier gut sichtbare Orientierungspunkte helfen Ihnen bei Selbstdiagnose und Übungskontrolle: Fersenbein, Keilbeine, Fußknöchelreihe und Zehennägel. Beim gesunden Fuß erkennen Sie:

- Die Ferse steht von hinten betrachtet lotrecht.
- Die Keilbeine: durch Schraubung im Fuß stabil verkeilt.
- Die Fußknöchelreihe: flacher C-Bogen beim entlasteten Fuß.
- Alle Zehennägel sind im Stehen mit bloßem Auge gut sichtbar.

Überblick

Funktion

- Stabilität: Rückfuß
- Beweglichkeit: Mittelfuß
- Abrollen: Vorfuß
- Stoßdämpfung: Fußsohle

Fußgelenke: Gelenkigkeit garantiert

Die verschiedenen Gelenke teilen sich die unterschiedlichen Aufgaben perfekt untereinander auf:

- Oberes Sprunggelenk: Fortbewegung dank Beuge- und Streckbewegung kombiniert mit leichter Drehkomponente.
- Unteres Sprunggelenk: Ausgleich von Bodenunebenheiten durch komplexe Kipp-Drehbewegung.
- Mittelfußgelenke: Spiralige Schraubung von Vor- und Rückfuß, Gewölbeaufbau und Stabilität.
- Zehengrundgelenke: Stoßdämpfung, abrollen und abstoßen.

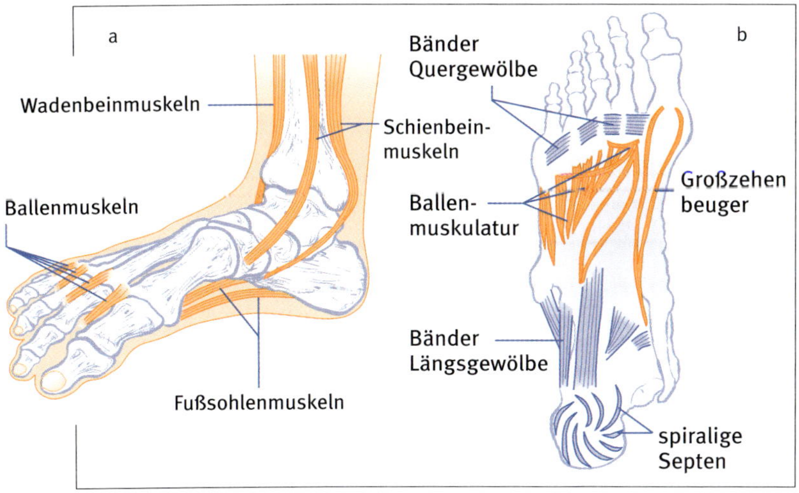

◀ a) Fußmuskeln: Schien- und Wadenbeinmuskulatur, Fußsohlenmuskeln, Ballenmuskulatur;
b) Fußsohle: vorn Ballenmuskulatur, hinten gekammertes Fettpolster mit spiraliger Anordnung.

Fußmuskeln: Muntermacher für müde Füße

Vier Muskelgruppen garantieren das aktive Zusammenspiel im Fuß: aufsetzen, Stoßdämpfung, abrollen und abstoßen.

- Die kräftige Wadenmuskulatur sorgt für den nötigen Antrieb beim Abbremsen und Abstoßen.
- Die Schienbeinmuskeln umgreifen den Mittelfuß wie ein Steigbügel. Sie drehen den Rückfuß nach außen, die Wadenbeinmuskeln den Vorfuß nach innen und unterstützen so die Spirale.
- Die kurzen Fußsohlenmuskeln geben dem Gewölbe Halt und Spannkraft. Sie können überdehnt (Plattfuß) oder verkürzt (Hohlfuß) sein.
- Die längs und quer verlaufende tiefe Ballenmuskulatur verstrebt das flache Vorfuß-Quergewölbe, macht es zu einem effizienten Stoßdämpfer und vermittelt Impulskraft beim Abstoßen.

Überblick

Struktur

- Innenseite: Gewölbe
- Außenseite: Bodenkontakt
- Längsgewölbe: Stabilität
- Quergewölbe: Elastizität

Fußsohle: Druckpolster mit Spiralform

Das dicke Unterhautfettpolster ist durch spiralig angeordnete Trennwände in einzelne Kammern unterteilt, genau wie bei einem sicheren Schlauchboot. Sie verhindern, dass Fettgewebe bei zu starker Belastung zur Seite weggedrückt wird. Bei chronischer Fehlbelastung allerdings wird die Polsterung unwirksam.

▶ a) Keilprinzip: Die drei Keilbeine (rot) befinden sich am Scheitelpunkt des Fußgewölbes. Unter Belastung nimmt die Verkeilung und damit die Stabilität zu.

b) Spiralprinzip: Durch die gegensinnige Drehung von Rück- und Vorfuß werden die Keilbeine eng aneinander gepresst.

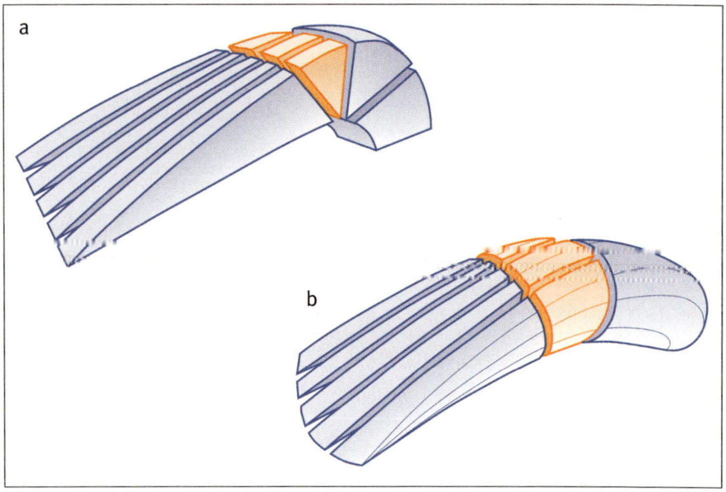

Keilprinzip: Das Gewölbe trägt sich selbst

Die Abschlusssteine eines römischen Torbogens sind keilförmig, zum Rundbogen aneinander gereiht ergibt sich so die gewünschte Stabilität. Der Torbogen trägt sich selbst, ohne tragende Säule in der Mitte. Beim Iglu wirkt dasselbe Prinzip. Genauso beim Fußgewölbe: Am Scheitelpunkt des Gewölbes befinden sich die drei Keilbeine. Der Name ist Programm, die Genialität des Keilprinzips offenbart sich in der Dynamik: Mit wachsender Belastung verkeilen sich die Keile stärker ineinander und sorgen für Stabilität.

Überblick

Drehrichtungen

- Rückfuß dreht nach außen
- Mittelfuß mit verkeilten Keilbeinen
- Vorfuß dreht nach innen

Spiralprinzip: Torsion hält Keile zusammen

Klaffen die Keilbeinspitzen auseinander, geht die Eigenstabilität verloren. Wer möchte in einem Iglu übernachten, dessen Schneeziegel ihre Keilform im Kuppelgefüge verloren haben? Der Spontanzusammenbruch ist programmiert. Genauso beim Fuß: Die Verkeilung des Gewölbes kommt durch die gegensinnige Schraubung (Torsion) von Vor- und Rückfuß zustande. Dabei dreht der Rückfuß nach außen (Supination), der Vorfuß nach innen (Pronation), die Keilbeinspitzen lagern eng zusammen und stabilisieren sich optimal. Lässt die Torsion nach, nimmt die Verkeilung automatisch ab, die Keilbeinspitzen klaffen auseinander, das Fußgewölbe wird instabil.

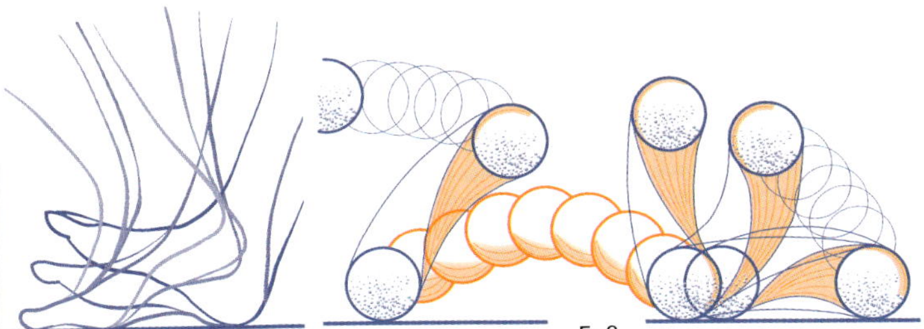

◀ Beim Abrollen wird der Fuß von einer Wellenbewegung durchwandert. Die Kraft der Welle sitzt in den kleinen Ballenmuskeln.

Dreipunkte-Theorie: Veraltet und überholt

Warum sollte ein Fuß auf drei Punkten stehen, wenn er das Körpergewicht auf seine ganze Bodenkontaktfläche verteilen kann? „Druck gleich Kraft pro Fläche" heißt die physikalische Formel. Ob ein Fuß auf 120 cm^2 steht oder auf drei Punkten steht, macht einen gewaltigen Unterschied: kleine Fläche, großer Druck. Genau das Gegenteil der Dreipunkte-Theorie trifft zu: Eine möglichst flächige Lastenverteilung ist anatomisch richtig.

Vorfußquergewölbe: Stoßdämpfer in Aktion

Lässt man eine Schar Fußgesunder barfuß über eine Druckmessplatte spazieren, finden sich die Spitzendruckwerte im Bereich der Vorfußmitte[23] – das typische Spreizfußzeichen! Spreizfüße sind inzwischen so häufig, dass sie mitunter dem Durchschnitt entsprechen. Aus Spiraldynamik®-Sicht[15] gibt es ein Vorfußquergewölbe – aber nur beim entlasteten Vorfuß. Unter Belastung flacht es vollständig ab, die tiefe Ballenmuskulatur gibt dabei federnd nach und wirkt als Stoßdämpfer. Beim Abstoßen wird die gespeicherte Energie wieder frei, was dem Fuß Impulskraft und Leichtfüßigkeit vermittelt. Rhythmisch wiederholt entsteht so eine wellenartige Bewegung im Fuß.

Überblick

Vorfuß-Quergewölbe

- Entlastung: Gut sichtbar
- Belastung: Stoßdämpfend
- Abrollen: Flach gedrückt
- Abstoßen: Energie wird frei

Neurologie: Das Programm ist perfekt

Babyfüße! Die weichen Füßchen sind einfach unwiderstehlich. Und zupacken können sie: Ihre Greiffunktion ist rund 20-mal besser als jene von erwachsenen Füßen. Neugeborene sind mit einem Set genetisch vererbter Bewegungsautomatismen ausgestattet, z. B. mit dem Schreitreflex: Von Händen gestützt und auf eine flache Unterlage gestellt, beginnen Neugeborene an Ort und Stelle zu gehen. Der Schreitreflex wird durch den Druck der Fußsohle gegen den Boden ausgelöst. Gleichzeitig wird der Fußgreifreflex ausgelöst –, als ob der Fuß bei jedem Schritt ein Stück Boden greifen wollte. Selbstständig gehen können Neugeborene noch nicht: Ein Jahr unermüdlichen „Selbststudiums" genügt ihnen in der Regel. Eine absolute Rekordzeit, um so komplexe Bewegungsprogramme wie Laufen und Springen zu erlernen.

Überblick

Todsünden

- Keine Frischluft: Den Füßen stinkt's
- Kein Auslauf: Die Füße verkümmern
- Zu kleine Schuhe: Wachstums-fehllenkung
- Zu große Schuhe: Zehen werden gestaucht
- Harte Sohle: Kein Bodengefühl

Genetik: Reserven rasch aufgebraucht

Die Evolution hat ihr ganzes Know-how in Hard- und Betriebssoftware der Füße investiert. Beim Neugeborenen strecken sich bei Bodenkontakt die Zehen automatisch nach unten, die Ferse steht gerade, der Vorfuß federt aktiv und versucht beim Abstoßen ein Stück Boden zu greifen. 15 Jahre später: Teenager mit X-Beinen, Knickfüßen, Spreizfußtendenz, Krallenzehen. Nochmals 30 Jahre später: 40 Prozent der Menschen haben Fußprobleme. Irgendetwas läuft hier schief. Die Faustregel besagt: Ein Drittel ist genetische Veranlagung, zwei Drittel der alltägliche Gebrauch. Das erste Drittel können Sie optimieren, die zwei anderen aktiv verändern. Gehen Sie auf Entdeckungstour. Rufen Sie sich das lebendige Sinnesorgan Fuß wieder in Erinnerung.

Propriozeption: Damit die Füße wissen, wo Sie stehen

„Proprio-“ bedeutet „Selbst-“. Der zweite Wortteil „-zeption“ heißt „annehmen“, „empfangen“. Zusammengesetzt bedeutet Propriozeption „Eigenwahrnehmung“. Sie ist der Schlüssel zu intelligenter Bewegung und mitunter zu wirkungsvoller Unfallverhütung. Ein praktisches Beispiel: Stellen Sie sich einen leichten Misstritt in Zeitlupe vor. Der Fuß beginnt nach außen abzuknicken. Die sensiblen Nerven reagieren – die Muskeln werden aktiv und bremsen die Auslenkung. Die unheilvoll wirkenden Kräfte werden so verlangsamt. Der Fuß wird sich seiner misslichen Lage rechtzeitig bewusst und kann sich reflexartig durch eigene Muskelkraft stabilisieren.

Reflextraining: Reflexe sind lernbar

Übung macht den Meister – das gilt hier wie überall. Solche propriozeptiven Schutzreflexe können eingeübt werden. Darauf beruhen alle präventiven Methoden zur Förderung der Koordination im Fuß. Reflextraining hat immer eine unwillkürliche Komponente, ist bewusstseinsfähig, aber nicht bewusstseinspflichtig. Der Fuß lernt sozusagen von allein, wenn man ihm die Möglichkeit dazu bietet: Sie können den Lernprozess aktiv beobachten, aber nicht direkt eingreifen. Stellen sie sich auf eine wackelige Unterlage: Ihre Füße werden sich reflexartig den Wackelbewegungen anpassen. Jedes Gleichgewichtstraining auf instabiler Unterlage wird so zum Reflextraining.

Überblick

Propriozeption

- Bodenbeschaffenheit
- Gewichtsverteilung
- Instabile Unterlage
- Berührung
- Temperatur
- Vibration

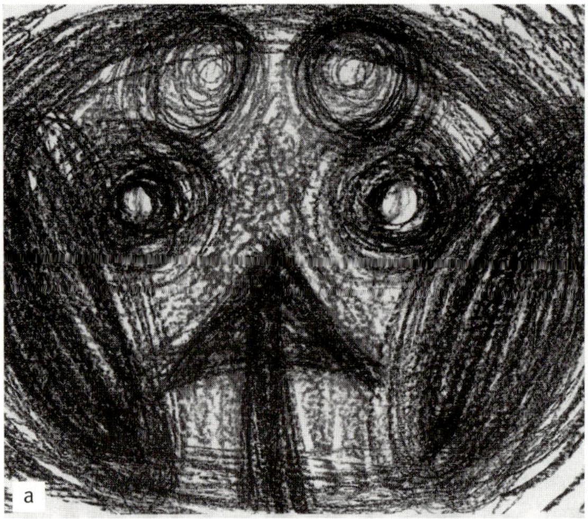

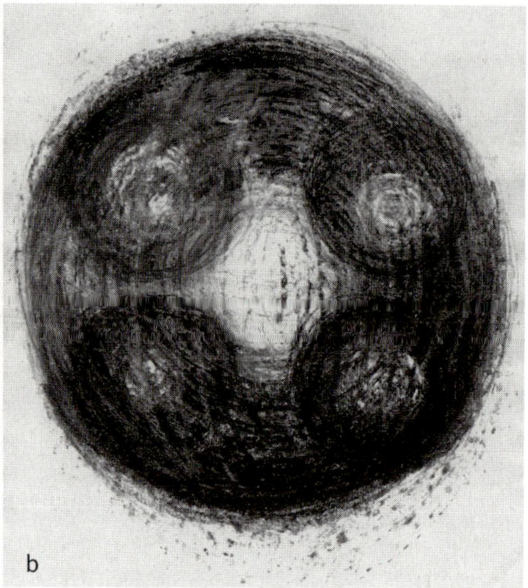

▲ Fußbilder:
Spiegel der Befindlichkeit. Subjektive Wahrnehmung des Bodengefühls a) vor und b) nach einer Spiraldynamik®-Fußtherapie.

Psychologie: Zeigt her eure Füße

Es gibt einen direkten Zusammenhang zwischen Fuß und Seele. Sie spiegeln sozusagen das Fundament der Seele. Plattfüße beispielsweise symbolisieren das erfolglose Suchen nach Halt. Der Zusammenhang zwischen Haltlosigkeit und Plattfüßen ist keine Ursache-Wirkung- Beziehung. Es wäre falsch zu sagen: „Weil ich im Leben keinen Halt finde, habe ich Plattfüße“. Genau so falsch wäre die umgekehrte Logik: „Weil ich Plattfüße habe, ist Standfestigkeit ein Thema in meinem Leben.“ Der psychosomatische Zusammenhang entspricht viel mehr einer Wechselwirkung. Haltsuche und Plattfuß entsprechen sich gegenseitig – sind Wirkung und Ursache zugleich.

Überblick

Vernachlässigung

- Lilienfüße im alten China
- Harte Babyschuhe
- Falsche Kinderschuhgrößen
- Designer- und Modeschuhe
- Vernachlässigte Fußpflege
- Vernachlässigte Fußchirurgie

Standfestigkeit: Rebellion oder Resignation

Ein Fuß kann grundsätzlich zwei Richtungen einschlagen, um die Standfestigkeit zu erhöhen. Er kann sich am Boden festkrallen oder seine Auflagefläche vergrößern. Jeder Mensch reagiert auf Stress in einer für ihn typischen Weise: Anspannen oder loslassen, Rebellion oder Resignation, Hohlfüße oder Plattfüße. Dieses emotionale Reaktionsmuster hinterlässt im Verlaufe der Jahre deutliche Spuren in den Füßen.

Fußpsychologie: Das kleine Einmaleins

Gäbe es Vorschriften für den artgerechten Umgang mit den eigenen Füßen, käme ein stattlicher Teil der Bevölkerung mit dem Gesetz in Konflikt.

- Knickfüße: „Neben“ dem eigenen Fundament stehen, ohne es zu merken. Der unbewusste Knick hat Folgen: Urvertrauen und Verankerung sind unvollkommen. Das Fundament steht schief, beginnt zu wackeln. Bauen Sie grundsätzlich zuerst ein stabiles Fundament auf – sei es in Beziehungen, Projekten oder im Beruf.
- Senk- und Plattfüße: Senkfüße sprechen für ein starkes und unerfülltes Bedürfnis nach Bodenkontakt, Stabilität und Sicherheit. Plattfüße sind bleischwer, ihr Stand undifferenziert, ihre Fortbewegung schleppend. Vitalität und Dynamik brauchen Wurzeln. Je höher der Baum, desto wichtiger die Verwurzelung.
- Hohlfüße: Sie sind schlechte Blitzableiter. Statt Spannung nach unten abzuleiten, bleibt sie im Inneren der Füße gefangen. Die psychologische Gleichung: Halt suchen bedeutet Festhalten. Das Bedürfnis nach Sicherheit durch Kontrolle ist stark. Entwickeln Sie Vertrauen in den Boden, der Sie trägt.
- Spreizfüße: Sie laufen wie auf Felgen, meist ohne Rücksicht auf eigene Verluste. Die versteckte innere Weichheit passt nicht zur nach außen getragenen Strenge gegen sich selbst. Ein Kuckucksei, das man sich selbst ins Nest gelegt und dann vergessen hat. Grenzen der Belastbarkeit erkennen, klare Abgrenzung, kleine Schritte statt große Sprünge.
- Halluxprobleme: Fortschritte sind mit Schmerz, Anstrengung oder Umwegen verbunden. Suchen Sie den richtigen Ansatzpunkt, das Sprungbrett für die persönliche Weiterentwicklung. Überwinden Sie die Angst vor dem nächsten Schritt.
- Krallenzehen: Sie betonen auf augenfällige Weise die Tendenz, sich festzukrallen. Festhalten und durchhalten, ähnlich wie beim Hohlfuß. Krallenzehen greifen meist ins Leere, nichts als Luft zwischen den Fängen. Wer zupacken will, muss vorher loslassen. Analog zur Weisheit: Wer loslässt, hat die Hände frei. Das gilt auch für befreite Füße!

Überblick

Fußsprache

- Knickfuß: Fundament
- Plattfuß: Resignation
- Hohlfuß: Auflehnung
- Spreizfuß: Abgrenzung
- Hallux: Fortschritt
- Krallenzehen: Kontrolle

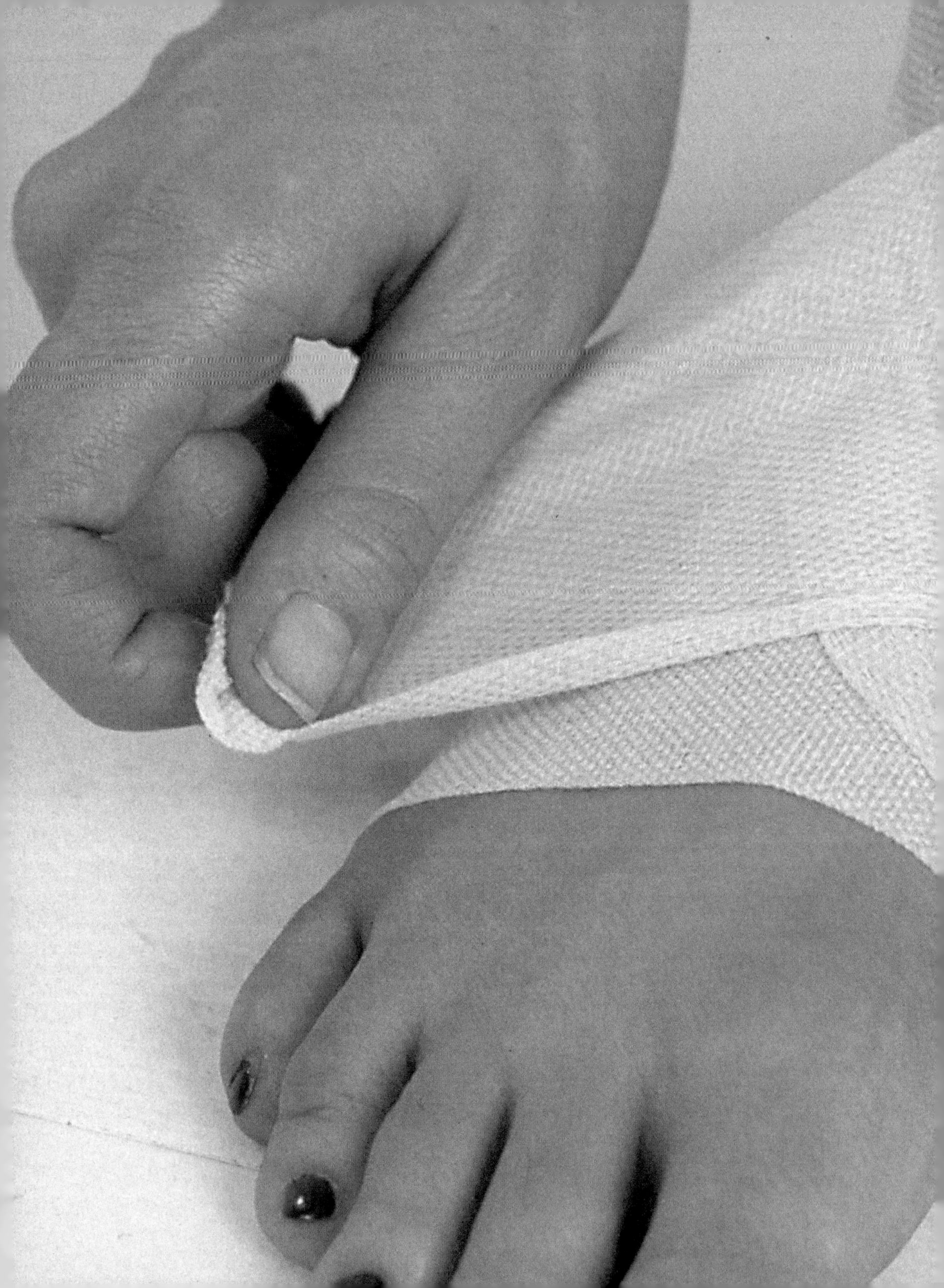

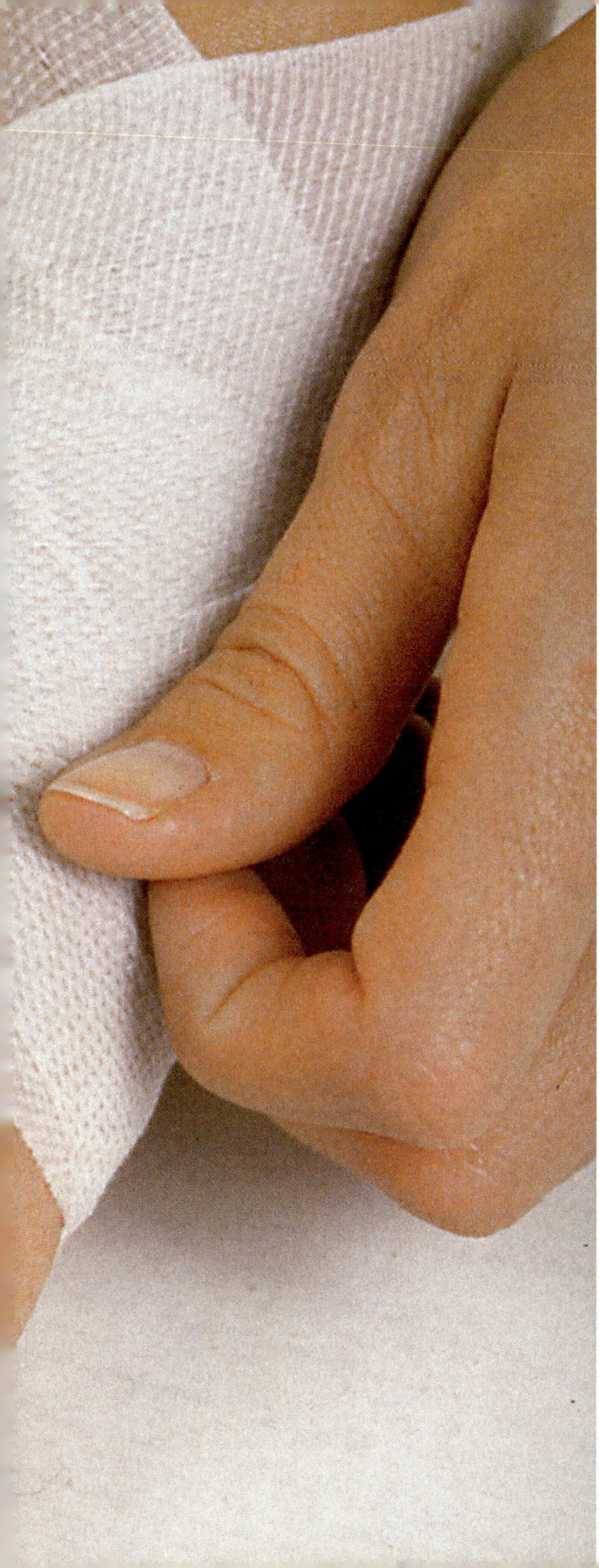

2

Fußprobleme: Füße auf schiefer Bahn

Nahezu jeder zweite Erwachsene schreitet mittlerweile auf „kranken“ Füßen durchs Leben. Die Beschwerden reichen von weit verbreiteten Hühneraugen und Pilzinfektionen über Fußdeformitäten wie Platt-, Senk-, Spreiz- oder Hohlfüßen bis hin zu Durchblutungsstörungen, Ischias, Gicht, Bandscheibenbeschwerden und Arthrose. Viele dieser oft schmerzhaften Erkrankungen lassen sich vermeiden bzw. lindern, andere wiederum bedürfen der sofortigen ärztlichen Hilfe.

Das folgende Kapitel gibt Ihnen Hilfen an die Hand, damit Sie Ihre Schmerzen und Beschwerden richtig einordnen und selbst „diagnostizieren“ können. Dann ist der Weg zur Besserung nicht mehr weit.

2 Fußprobleme

Fuß- und Beinschmerzen im Überblick

Akute Schmerzen und Beschwerden	Mögliche Bedeutung
Rasende Schmerzen im ganzen Bein oder Fuß	▪ Gefäßverschluss* ▪ Venenthrombose* ▪ Bandscheibenproblem
Starke Schmerzen hinten oder seitlich am Bein	▪ Ischiasschmerz ▪ Bandscheibenvorfall
Kraftverlust, Lähmung in einem Bein (Einbeinhüpfen, Fersengang, Treppensteigen nicht mehr möglich)	▪ Bandscheibe mit Lähmung* ▪ Schmerzbedingte Pseudolähmung ▪ Achillessehnenriss
Kribbeln, Gefühlsstörung in einem Fuß oder Bein	▪ Bandscheibe mit Gefühlsstörung*
Schmerz, Lähmung und Gefühlsstörung in beiden Beinen	▪ Rückenmark betroffen*
Auftreten in einem bestimmten Gelenk, z. B. Sprunggelenk oder Großzehen-Grundgelenk	▪ Gichtanfall ▪ Rheuma ▪ Erstmanifestation einer Arthrose
Notfall: Die mit * gekennzeichneten Verdachtsdiagnosen können lebensbedrohlich sein und erfordern in aller Regel das sofortige Aufsuchen eines Notarztes.	

Überblick

Mögliche Fern-Ursachen

- Durchblutungsstörung
- Herzschwäche
- Nervenentzündung
- Thrombose
- Bandscheibenschmerz

Chronische Schmerzen und Beschwerden	Mögliche Bedeutung
Lokalisierte Schmerzen	▪ Arthrosen, Überlastungen, Verletzungen; siehe „typische Schmerzlokalisation“ (S. 29)
Ruhelosigkeit nachts, Besserung mit Bewegung	▪ Restless-leg-Syndrom
Bleierne Müdigkeit nach langem Stehen	▪ Gestörte Fußstatik, z. B. Senkfuß ▪ Venenprobleme
Chronisch wiederkehrende anfallartige Schmerzen in beiden Füßen mit Hautrötung	▪ Durchblutungsstörung ▪ Erythromelalgie
Andauernde belastungsunabhängige und unerklärliche Schmerzen in beiden Füßen	▪ Durchblutungsstörung ▪ Nervenstörung (Polyneuropathie) ▪ Phantomschmerz

Schmerzlokalisation: Typischer Ort, typische Ursachen

Typische Schmerzlokalisation	Mögliche Bedeutung
Achillessehne	▪ Achillessehnenentzündung ▪ Achillessehneneinrisse
Fersenschmerz, nachts	▪ Überlastung Achillessehne ▪ Bechterew-Krankheit
Fersenschmerz, belastungsabhängig	▪ Sehnenplattenentzündung der Fußsohle mit oder ohne Fersensporn ▪ Arthrose des unteren Sprunggelenks ▪ Überlastung Achillessehne ▪ Einrisse im Fersendruckpolster
Innenknöchel	▪ Sehnenentzündung ▪ Bänderzerrung, alter Bänderriss
Außenknöchel	▪ Sehnenentzündung; springende Sehne ▪ Bänderzerrung, alter Bänderriss
Zwischen Innen- und Außenknöchel	▪ Arthrose des oberen Sprunggelenks
Fußsohlenschmerz	▪ Sehnenplattenentzündung der Fußsohle mit oder ohne Fersensporn ▪ Hohlfuß, Überlastung Fußsohle
Längsgewölbeinnenseite	▪ Gewölbeüberlastung ▪ Knick-Senk-Plattfuß
Großzehengrundgelenk	▪ Hallux valgus mit Knochendruckschmerz (Schuhe drücken gegen den Knochen) ▪ Chronische Schleimbeutelentzündung ▪ Arthrose Großzehengrundgelenk (mit Versteifung: Hallux rigidus) ▪ Gicht oder andere Gelenkentzündungen
Vorfußballenschmerz	▪ Spreizfuß mit Hornhaut an der Ballenmitte ▪ Knochendruckschmerz (Metatarsalgien) ▪ Nervendruckschmerz (Morton-Neuralgie)
Elektrisierender Zehenschmerz Zehen schmerzhaft deformiert	▪ Hallux valgus ▪ Krallen- und Hammerzehen ▪ Hühneraugen, Pilzbefall zwischen Zehen

Überblick

Fußschmerz

- Knöchel: Bandzerrung, Arthrose
- Ferse: Achillessehne
- Fußsohle: Fersensporn
- Ballen: Drucküberlastung
- Großzehe: Hallux valgus
- Zehen: Pilz, Hühneraugen

Schwellung und Verfärbung: Sichtbare Alarmzeichen

Die erhöhte Temperatur können Sie mit sauberem Handrücken erspüren, am besten im Seitenvergleich von linkem und rechtem Fuß.

Schwellung am Fuß	Mögliche Bedeutung
Lokale schmerzhafte Schwellung nach Gewalteinwirkung	Verletzung, Unfall* Bluterguss, Fraktur* Bänderriss, Sehnenriss Aktivierte Arthrose
Lokale, schmerzarme, langsam aufgetretene Schwellung	Arthrose Entzündung Tumor* Knochennekrose Ermüdungsbruch
Lokale, plötzlich aufgetretene schmerzhafte Schwellung,eventuell mit Rötung und Überwärmung	Infektion, Gelenkentzündung* Ermüdungsbruch Arthrosen
Generalisierte, schmerzhafte plötzliche Schwellung eines Fußes oder Beines	Beinvenenthrombose* Andere Ursachen
Generalisierte, schmerzhafte plötzliche Schwellung beider Füße	Beckenvenenthrombose* Andere Ursachen
Generalisierte schmerzlose Schwellung beider Füße, Ödeme mit bleibenden Dellen nach Daumendruck	Herz*, Nieren*, Bluteiweiß* Chronische Venenprobleme Nebenwirkung Medikament*
Schmerzhafte Schwellung hinter dem Fußknöchel	Überlastung Sehnenscheide Springende Sehne
Überbein schmerzhaft	Drucküberlastung des Knochens Schleimbeutelentzündung Überzähliges Fußknöchelchen
Knochenablagerung in Gelenknähe	Arthrosezeichen
Notfall: Die mit * gekennzeichneten Verdachtsdiagnosen können lebensbedrohlich sein und erfordern in aller Regel das sofortige Aufsuchen eines Notarztes.	

Überblick

Schwellung

- Entzündung: Rötung, Überwärmung, Schmerz
- Ödem: schmerzlose Schwellung ohne Entzündungszeichen
- Unfall: Fraktur, Bluterguss, Weichteilverletzung

Hautverfärbung: Von weiß bis schwarz

Hautverfärbung am Fuß	Mögliche Bedeutung
Plötzliche Blässe mit rasenden Bein- oder Fußschmerzen	▪ Gefäßverschluss*
(Plötzliche) Dunkelverfärbung mit (starken) Bein- oder Fußschmerzen; Venenzeichnung verstärkt sichtbar	▪ Venenthrombose*
Heftige Schmerzen (anfallsartig) mit intensiver Rötung von Fuß und Zehen	▪ Durchblutungsstörung; Erythromelalgie ▪ Nachröte, Unterkühlung, Sonnenbrand
Lokale Verfärbung, Flecken	▪ Ganzes Spektrum Hauterkrankungen
Schmerzhafte Risse zwischen den Zehen	▪ Fußpilz; Hygienemangel
Hornhaut an der Fußsohle	▪ Zeichen für Drucküberlastung
Warzen, Dornwarzen	▪ Drucküberlastung und Hygienemangel
Notfall: Die mit * gekennzeichneten Verdachtsdiagnosen können lebensbedrohlich sein und erfordern in aller Regel das sofortige Aufsuchen eines Notarztes.	

Nagelverfärbung: Von fleckig bis gestreift

Hautverfärbung am Fuß	Mögliche Bedeutung
Verfärbungen ganzer Nagel	▪ Blutarmut (weißlich) ▪ Herzschwäche (bläulich) ▪ Kälte (bläulich) ▪ Stoffwechselstörungen (verschiedene) ▪ Vergiftung (verschiedene)
Verfärbung fleckförmig	▪ Unfall (blauschwarzer Zehennagel) ▪ Schuppenflechte (gelblich) ▪ Pilzbefall ▪ Muttermal, selten Tumor (dunkel)
Verfärbung streifenförmig	▪ Mangelerscheinung ▪ Vergiftung*
Eingewachsene Zehennägel	▪ Veranlagung und Druckschäden durch falsche Schuhe
Notfall: Die mit * gekennzeichneten Verdachtsdiagnosen können lebensbedrohlich sein und erfordern in aller Regel das sofortige Aufsuchen eines Notarztes.	

Notfälle

Fußverfärbung

- Blass: Akuter Arterienverschluss
- Dunkelblau: Tiefe Venenthrombose

Bei schmerzfreier Schwellung drücken Sie sanft mit dem Mittelfinger hinein. Das typische Zeichen für Ödeme ist eine bleibende Delle nach dem Loslassen des Fingerdrucks.

Kraft und Sensibilität: Nervensystem lahm gelegt

Kraftverlust im Fuß	Mögliche Bedeutung
Kraftverlust in einem Bein – Einbeinhüpfen, Fersengang oder Treppensteigen nicht mehr möglich	- Ischiasschmerz, Bandscheibe - Andere Ursachen*
Hängefuß	- Fußheberlähmung
Plötzlicher Kraftverlust in beiden Beinen, Lähmung beim Aufstehen, Gefühlsverlust, Blasenstörung	- Rückenmark* - Andere Ursachen*
Scheinbarer Kraftverlust infolge Fußschmerz z.B. normale Kraft bei unbelastetem Fuß	- Schmerzbedingte Pseudolähmung

Gefühlsstörung am Fuß	Mögliche Bedeutung
Kribbeln und Taubheitsgefühl entlang eines Beines – vorne, seitlich oder hinten	- Ischiasschmerz, Bandscheibenvorfall - Anderes* wie Tumor, Entzündung
Plötzliches Kribbeln und Taubheitsgefühl in beiden Beinen mit Kraftverlust, Lähmung beim Aufstehen	- Rückenmark* - Anderes* wie Tumor, Entzündung
Kribbliges Unruhegefühl in beiden Beinen, vor allem nachts; wird besser beim Aufstehen und Umhergehen	- Ruhelose Beine (Restless Legs) - Störung der Blutelektrolyte - Nächtliche Wadenkrämpfe
Notfall: Die mit * gekennzeichneten Verdachtsdiagnosen können lebensbedrohlich sein und erfordern in aller Regel das sofortige Aufsuchen eines Notarztes.	

Notfälle

Nervenleitung

- Gefühlsstörung beide Beine
- Lähmung beide Beine, kombiniert mit Blasenstörung

So prüfen Sie die Motorik: Auf einem Bein hüpfen, links und rechts, Fersengang und Treppensteigen. Jeder der Tests prüft einen anderen Nerv. Und so prüfen Sie die Berührungsempfindlichkeit: Mit einem Wattestäbchen bei geschlossenen Augen fein über die Haut streichen. Fällt es schwer, die Berührung exakt zu lokalisieren? Sind Seitenunterschiede fühlbar? Sind markante Unterschiede zwischen Fuß und Hand wahrnehmbar? Wenn dies der Fall ist, suchen Sie einen Arzt auf.

Fußverletzung: Offensichtlich, versteckt, unterschätzt

Unfälle mit äußerer Gewalteinwirkung stellen die klassische Kategorie der Verletzungen dar. Sie erfordern eine ärztliche Untersuchung, meist mit Röntgenbild. Schwieriger einzuordnen sind chronische Überlastungsverletzungen, etwa ein Knochenriss im Mittelfuß nach intensivem Lauftraining. Eine Sonderkategorie stellen geringfügige Hautverletzungen bei bekanntem Diabetes oder bei chronischer Durchblutungsstörung dar. Infektionen oder chronische Wundheilungsstörungen lauern als ständige Gefahren hinter ganz banalen kleinen Verletzungen. Suchen Sie bitte ohne Verzug den Arzt auf!

Verletzung am Fuß	Mögliche Bedeutung
Plötzliches Ereignis, Gewalteinwirkung, Unfall	▮ Ganzes Spektrum der Unfälle*
Vorausgegangene Belastung, akute lokale Symptome	▮ Ermüdungsbruch, Überlastung
Bagatell-Verletzung bei Diabetes, Durchblutungsstörung	▮ Infektgefahr*, Blutvergiftung*
Notfall: Die mit * gekennzeichneten Verdachtsdiagnosen können lebensbedrohlich sein und erfordern in aller Regel das sofortige Aufsuchen eines Notarztes.	

Notfälle

Verletzung

- Offener Knochenbruch
- Schwere Fußverletzungen
- Bagatell-Verletzung bei Diabetes
- Bagatell-Verletzung bei Durchblutungsstörung

Instabilität: Suche nach festem Halt

Auch die Instabilität des Fußes kann mehrere unterschiedliche Ursachen haben. Füße lügen nicht! Das subjektive Gefühl, dass im Fuß irgendetwas instabil ist, ist präziser als alle diagnostischen Tests.

Instabilität des Fußes	Mögliche Bedeutung
Der Fuß findet im Schuh keinen Halt und fühlt sich instabil an	▮ Der Schuh ist (hinten) zu breit ▮ Schmale Füße, schmale Fersen
Der Fuß knickt plötzlich nach außen weg, auch beim Barfußgehen, speziell beim Abstoßen	▮ Alter Bänderriss? Bandinstabilität? ▮ Springende Sehne am Außenknöchel ▮ Veranlagung zu lockeren Bändern
Gefühl, als ob der Fuß wegknickt, speziell beim in die Kniegehen wie beim Skifahren	▮ Einklemmen der Gelenkkapsel ▮ Anschlagen von Knochen an Knochen im oberen Sprunggelenk

Problemfüße: Missbildungen, Normvarianten, Fehlstatik

Es gibt drei Hauptvarianten von Fußdeformitäten: Angeborene Missbildung, physiologische Normvariante und Fehlstellung – bedingt durch chronische Fehlbelastung. Angeborene Fußmissbildungen wachsen sich meist spontan zurecht, wie beispielsweise Sichel- und Hackenfüße. Echte Fußmissbildungen wie Klumpfüße oder angeborene echte Plattfüße sind sehr selten und bedürfen aufwändiger medizinischer Maßnahmen. Die physiologischen Normvarianten finden sich im Säuglings- und Kleinkindesalter, beispielsweise Plattfüße beim Säugling, Knickfüße beim Kleinkind usw. Die meisten erworbenen Fußdeformitäten entstehen als Folge chronischer Fehlbelastung. Eine Sonderkategorie stellen die durch Unfall oder Operationsfehler bedingten Fußmissbildungen dar. Hier die häufigsten Fußdeformitäten im Überblick:

Überblick

Fußdeformität

- Knickfuß (S. 88)
- Senkplattfuß (S. 90)
- Hohlfuß (S. 90)
- Spreizfuß (S. 92)
- Hallux valgus (S. 94)
- Hallux rigidus (S. 94)
- Krallenzehen (S. 96)

Deformität	Mögliche Bedeutung
Angeborene Fußmissbildungen	▪ Klumpfuß ▪ Schwerer Sichelfuß ▪ Gespreizte Großzehe ▪ Plattfuß, angeboren ▪ Hohlfuß, angeboren ▪ Schwerer Hackenfuß ▪ Spitzfuß, angeboren ▪ Fußwurzelknochen-Verschmelzung ▪ Zehenmissbildung, überzählige ▪ Fußknöchelchen, überzählige
Physiologische Normvarianten	▪ Plattfüße beim Neugeborenen ▪ Sichelfußstellung beim Neugeborenen ▪ Hackenfußstellung beim Neugeborenen ▪ Knickfüße beim Kleinkind ▪ Flexibler willkürlicher Hohlfuß im Ballett ▪ Breiter Vorfuß als Normvariante ▪ Pseudoplattfuß bei Schwarzen

Deformität (Fortsetzung)	Mögliche Bedeutung
Knickfuß (S. 88)	▪ Unterformen: Knickfuß nach innen, nach außen ▪ Kombination: Knicksenkfuß; Knickhohlfuß ▪ Laufsport: „Hyperpronierer“
Senkplattfuß (S. 90)	▪ Unterformen: Senkfuß, Plattfuß ▪ Kombination: Knickplattfuß, Knicksenkfuß
Hohlfuß echt (S. 90)	▪ Unterformen: Ballenhohlfuß, Hackenhohlfuß, Spitzhohlfuß ▪ Ursachen: Hohlfuß unbekannter Ursache; lähmungsbedingt (spastisch, paralytisch) ▪ Hohlfußverkrüppelungen: Lilienfüße (Altes China), Wachstumsfehllenkung Kinderfüße; Unfallfolge, ▪ Fehloperationen
Hohlfuß unecht (S. 90)	▪ Starker Knickfuß ▪ Hohlfuß willkürlich (Ballett) ▪ Hoher Rist (Normvariante)
Spreizfuß (S. 92)	▪ Unterformen: Spreizfuß flexibel, eingesteift ▪ Kombinationen: Hohlspreizfuß, Knickspreizfuß ▪ Ursachen: Spreizfuß rheumatisch
Großzehe (S. 94)	▪ Hallux valgus ▪ Hallux varus ▪ Hallux rigidus ▪ Sesamkomplex
Zehen (S. 96)	▪ Krallenzehe ▪ Hammerzehe

Überblick

Selbstdiagnose (S.48)

- Fußabdruck von oben
- Fersen von hinten
- Fußgewölbe von innen
- Vorfuß von oben
- Zehen von oben

2 Fußprobleme

Orthopädie: Knicksenkfüße & Co.

Pilzinfektionen machen rund die Hälfte aller Fußprobleme aus. Gleich auf Rang zwei folgen die orthopädischen Fußprobleme – noch vor den Hühneraugen und den Warzen! Diese Zahlen gelten für das heutige Europa[22]. Bei fünf Prozent der Bevölkerung werden fußchirurgische Eingriffe durchgeführt[10]. In der Altersgruppe der Seniorinnen und Senioren leiden 50 Prozent an orthopädischen Fußdeformitäten. Kurzum: Jeder zweite Mensch hat Fußprobleme, jeder 20. erhält Laufhilfe mit dem Skalpell. Tendenz steigend. Ein Drittel der Kinder gibt an, niemals barfuß gelaufen zu sein[25]. Zwei Drittel der Kinder zeigen funktionelle oder strukturelle Deformierungen ihrer Füße.

Ursachenforschung: Struktur oder Funktion

Es gilt die Faustregel: Ein Drittel ist genetische Veranlagung, zwei Drittel hängen davon ab, was Sie daraus machen. Gemäß Lehrbuch kommen Fußdeformitäten durch eine Schwäche der Fußmuskeln und Fußbänder zustande. Das ist unlogisch: Warum sollten beim gesunden jungen Menschen ausgerechnet die Fußmuskeln und Fußbänder schwach sein und alle anderen Muskeln und Bänder des Körpers gesund? Viel wahrscheinlicher ist: Die vermeintliche „Schwäche" der Muskeln, Bänder und Sehnen im Fuß ist Folge von Fehlbelastung und Trainingsmangel. Die Unterscheidung ist wesentlich. Liegt die Ursache in der Struktur oder in den Genen, kann sie nicht behoben werden. Liegt die Ursache in der Alltagsfunktion – beispielsweise in einer chronischen Fehlbelastung – eröffnen sich für die Selbsthilfe neue Perspektiven.

Erst wenn die Füße ihren Dienst versagen, werden die Notsignale aus dem Untergrund vernommen. Achten Sie auf Ihre Füße und deren Wohlergehen!

Überblick

Fußprobleme

- Knickfüße im Kindesalter
- Knicksenkfüße im Sport
- Hohlfüße in jedem Alter
- Spreizfuß ab 40
- Zehendeformitäten ab 40

Abklärung: Fachärztliche Diagnostik

Am Anfang jeder Therapie und Selbsthilfe steht eine klare Diagnose. Bitte verzichten Sie niemals darauf. Dem Arzt steht ein breites Spektrum an klinischen und instrumentellen Untersuchungen zur Verfügung: Fußuntersuchung, Check des Bewegungssystems, Gang- und Laufanalyse, Fußdruckmessung beim Abrollen, Ausschluss rheumatisch-entzündlicher Erkrankungen, Laboruntersuchungen, Röntgenbilder, Magnetresonanz-Aufnahmen usw. In vielen Fällen ist die orthopädische Diagnose aufgrund der körperlich-klinischen Untersuchung eindeutig. Bei unklarer Datenlage sind weitere Abklärungen notwendig und sinnvoll.

Beschleicht Sie allerdings das Gefühl, der Arzt wolle unnötige Abklärungen durchführen, sollten Sie ihn fragen, welchen Erkenntnisgewinn er sich davon verspricht und welche therapeutischen Konsequenzen dies für Sie hat.

Therapieprinzip: Wege aus der Einbahnstraße

Orthopädische Fußdeformitäten – egal ob Spreizfuß, Plattfuß oder Hohlfuß – gelten heute als „unheilbar", das Fortschreiten des Fußleidens als unabwendbar. Aber: Knochen, Bänder und Muskeln passen sich der effektiven Belastung an. Diese kann verändert werden. Was durch chronische Fehlbelastung aus dem Gleichgewicht geraten ist, kann durch Korrektur der Fehlbelastung wieder ins Lot kommen. Zumindest bis zu einem gewissen Grad: Je früher, desto präventiver; je später, desto therapeutischer. Chirurgisch, falls zu spät. Ohne Zutun des Betroffenen läuft bei statischen Fußdeformitäten gar nichts. Im Gegenteil, die aktive Mitarbeit des Patienten steht im Mittelpunkt. Eigenverantwortung ist gefordert und wird konkret gefördert.

Überblick

Fuß-Diagnostik

- Klinik: Untersuchung, Ganganalyse
- Bildgebung: Röntgen, CT; MRI
- Funktion: Druckmessung
- Labor: Entzündungszeichen
- Spezial-Diagnostik: Individuell

Neurologie: Hohlfüße & Co.

Breit angelegte Untersuchungen von Kinderfüßen in Europa fördern erstaunliche 16 Prozent Hohlfüße zutage[9]. In drei von vier Fällen wurde die Diagnose vom Spezialisten bestätigt. Eine genetische Veranlagung ist die Regel. Mädchen sind häufiger betroffen als Jungen. Zudem mutieren viele Senkfüße später zu Hohlfüßen. Was in Jugendjahren einmal ein Senkfuß war, entwickelt sich mit zunehmendem Alter „plötzlich" zum Hohlfuß. Mit anderen Worten: Die Häufigkeit der Plattfüße nimmt mit dem Alter ab, jene der Hohlfüße zu[3]. Eine wissenschaftliche Erklärung fehlt bisher. Das Hauptproblem von Hohlfüßen sind Schmerzen und Unbeweglichkeit im Fuß.

Ursachenforschung: Neurologisch unklar

Mit Abstand am häufigsten ist der „idiopathische Hohlfuß", was so viel bedeutet wie „Ursache unbekannt". Keiner weiß, wie und warum es zum Hohlfuß kommt. Hohlfüße mit identifizierbarer Ursache machen insgesamt nur einen kleinen Prozentsatz aus. Bestimmte neurologische Erkrankungen sind mit charakteristischen Hohlfußproblemen assoziiert. Zum Beispiel der „spastische Hohlfuß". Die typische Spitzfußstellung mit erhöhtem Muskeltonus tritt bei Hirn- und Rückenmarksverletzungen auf. Oder der „schlaffe Hohlfuß" bei Patienten, die an Kinderlähmung erkrankt waren. Ob eine Lähmung „spastisch" oder „schlaff" ist, hängt vom Ort der neurologischen Störung ab: Zerstörungen im Hirn und im Rückenmark führen zu spastischen Lähmungen, Verletzungen im peripheren Nervensystem zu schlaffen Lähmungen.

Überblick
Hohlfüße
- Idiopathischer Hohlfuß
- Spastische Lähmung
- Schlaffe Lähmung
- Krüppelhohlfuß
- Erbkrankheiten

Diagnostik: Die neurologische Untersuchung

Am Anfang steht die neurologische Untersuchung. Missbildungen, Unfälle und Krankheiten mit Auswirkungen auf Füße und Gangsicherheit werden sorgfältig analysiert. Familiengeschichtliche Hinweise auf neurologische Krankheiten können richtungsweisend sein. Im Anschluss folgen Zusatzuntersuchungen: Bildgebung, Labor, elektrophysiologische Untersuchung von Muskelaktivität und Nervenleitfähigkeit. Situativ können Biopsie, Punktion oder DNA-Analyse erforderlich werden. Welche Untersuchung wann sinnvoll ist, dafür gibt es kein Rezept. Das Vorgehen wird zwischen Arzt und Patient individuell und situativ abgesprochen. Trotz großer diagnostischer Anstrengungen bleibt die Ursache oft im Dunkeln verborgen. Entscheidend ist, alle potenziell behandelbaren Krankheiten auszuschließen.

Therapieprinzip: dynamische Selbstorganisation

Das 20. Jahrhundert wurde von drei großen neurologischen Behandlungstheorien bestimmt. Zuerst die Selbstheilungshypothese: Schonung und Bettruhe waren die damals praktizierten Leitsätze. In der Jahrhundertmitte begann das Zeitalter der spezifischen Stimulation: Durch Therapie, Manipulation und Training wurde gezielt Einfluss auf den Heilungsverlauf genommen. Viele der heute breit angewandten Konzepte entstammen dieser Epoche und prägen bis heute die therapeutische Denk- und Handlungsweise. Am Übergang ins neue Jahrtausend meldet sich voller Überzeugungskraft eine neue Grundthese, das Prinzip der dynamischen Selbstorganisation. Der Mensch als Ganzes – Verhalten, Motivation, Selbstoptimierung und Umfeld – stehen im Brennpunkt des therapeutischen Interesses. Einzelfaktoren verlieren an Bedeutung. Für Sie bedeutet das: Bewusstheit, Balance und Rhythmus, Bewegungsabläufe und Tempo von täglichen Tätigkeiten werden zu entscheidender Selbsthilfe für Ihre Füße.

Überblick

Fußtherapie

- Therapie: Wahrnehmungsschulung
- Selbsthilfe: Erkenntnis, Motivation
- Integration: Alltag
- Spezial-Therapie: Individuell

2 Fußprobleme

Arterielle Fußprobleme: Durchblutungsstörung & Co.

Rauchen, Bluthochdruck, Diabetes und Bewegungsmangel sind Hauptsünder bei der Entstehung von Durchblutungsstörungen. Was im Volksmund kurz und bündig „Raucherbein" genannt wird, heißt als Fachbegriff „peripher arterielle Verschlusskrankheit": 90 Prozent der Betroffenen sind Raucher. Hinzu kommen andere Risikofaktoren wie Übergewicht, erhöhte Blutfettwerte und versteckte Entzündungsherde der Zähne oder Nasennebenhöhlen. Die typische Risikokonstellation gilt weltweit und kulturunabhängig: eine typische Zivilisationskrankheit, geprägt vom persönlichen Lebensstil. Lediglich in mediterranen Ländern tritt die Verschlusskrankheit seltener auf, wahrscheinlich dank der berühmten mediterranen Küche: Olivenöle statt tierische Fette, ballaststoffreiche Ernährung mit viel Gemüse, Früchten und Fisch – und nicht zuletzt auch wegen einer gewissen lebensfreundlichen Gelassenheit![14].

Überblick

Durchblutungsstörung

- I Unsichtbar, unspürbar
- II Belastungsschmerz
- III Ruheschmerz
- IV Offene Hautstellen

Verstopfung auf leisen Sohlen

Schaufensterkrankheit! Die Beinarterien sind chronisch verstopft, dass sie die arbeitende Beinmuskulatur nicht mehr mit genügend Blut versorgen können. Betroffene legen beim Gehen regelmäßig Zwangspausen ein, damit sich die Muskulatur wieder erholen kann. Um nicht aufzufallen, bleiben sie vor jedem Schaufenster stehen. Die peripher arterielle Verschlusskrankheit ist gewissermaßen der Bruder der koronaren Herzkrankheit. Zehn Prozent der über 40-Jährigen weisen ein symptomfreies Frühstadium auf. Alles beginnt harmlos mit einer Schwellung der Gefäßinnenwand. Dann wird Fett eingelagert, danach Cholesterinkristalle und schließlich Kalk – und fertig ist die Arterienverkalkung. Progression ist Programm.

Ein ganz anderes Erscheinungsbild zeigt der akute Verschluss einer Arterie. Die fünf Alarmzeichen: Rasender Schmerz, Kältegefühl, Lähmung, Blässe, fehlende Fußpulse. Das Überleben von Fuß, Bein und schließlich des Menschen hängt davon ab, wie schnell die richtige Therapie einsetzt.

Die Diagnose der arteriellen Verschlusskrankheit

Wegweisend sind typische Risikokonstellationen und Beschwerden: Rauchende Männer ab 40, Bluthochdruck, Bewegungsmangel, Übergewicht und belastungsabhängige Beinschmerzen. Diabetes oder entzündliche Erkrankungen der Arterien müssen vorerst ausgeschlossen werden. Ultraschalluntersuchung oder Kontrastmitteldarstellung sichern die Diagnose und zeigen das Ausmaß der Krankheit. Wichtig ist die klinische Stadieneinteilung. Mit ununterbrochenem Gehen – mindestens drei Minuten lang – testet man die Muskeldurchblutung. Die Lagerungsprobe nach Ratschow – beide Beine in die Luft halten, Füße im Sekundentakt auf und ab wippen – dient der Beurteilung der Hautdurchblutung.

Therapieprinzip: Gehzeit, Gehtraining und Lifestyle

Hart aber wahr: Für das Überleben von Raucherbeinen und -füßen ist eine radikale Umstellung der Lebensgewohnheiten unerlässlich. Im Klartext heißt das Rauchstopp, regelmäßige Bewegung, gesunde Ernährung und erfolgreiches Gewichtsmanagement. Neben der Umstellung des Lebensstils kommt dem strukturierten Gehtraining entscheidende Bedeutung zu. Vor Beginn des Trainings messen Sie bitte die schmerzfreie und die absolute Gehzeit. Und so funktioniert es: Wählen Sie eine Ihnen angenehme Standardstrecke und marschieren Sie in gleichmäßigem Tempo los. Etwa ein Schritt pro Sekunde. Wie viele Minuten dauert es, bis die Schmerzen auftauchen (= schmerzfreie Gehzeit) und wie lange, bis Sie stehen bleiben müssen (= absolute Gehzeit). Diese beiden Kenngrößen sind entscheidend für die Erfolgsbeurteilung des regelmäßigen Gehtrainings. Bei Durchblutungsstörung der Haut kann das Gehtraining gefährlich sein. Durch Tieflagerung der Beine und gefäßchirurgische Eingriffe versucht man, die Durchblutungssituation zu verbessern.

Überblick

Diagnostik & Therapie

- Klinik: Schaufensterkrankheit
- Diagnostik: Ultraschall
- Labor: Stoffwechsel, Entzündung
- Risiken: Lebensgewohnheiten
- Therapie: Gehtraining
- Gefäßchirurgie: Individuell

Venöse Fußprobleme: Varizen & Co.

50 Prozent aller Erwachsenen in Europa leiden an Venenproblemen. Um genau zu sein, an einer chronischen Insuffizienz des Venensystems mit geschwollenen müden und bleischweren Beinen. 30 Prozent der Menschen haben Varizen[7], im Volksmund Krampfadern genannt: Frauen sind doppelt so häufig betroffen, Männer sind jedoch dabei, diesen Rückstand aufzuholen. Bei fünf Prozent ist das Venensystem völlig überfordert, was zu Ödembildung, dunkler Pigmentablagerung und offenen Beinen führt. Tiefe Venenthrombosen sind bei jungen gesunden Menschen glücklicherweise relativ selten, aber potenziell lebensgefährlich.

Ursachenforschung: Rückstau statt Rückfluss

Veneninsuffizienz und Varizen lassen sich auf den gemeinsamen Nenner „Rückstau statt Rückfluss" bringen. Gemeint ist jede Beeinträchtigung des Blutrückflusses von den Füßen Richtung Herz. Spitzenreiter sind Bewegungsmangel, ständiges Sitzen mit gebeugter Hüfte und stehende Berufe. Hinzu kommen Schwangerschaft, Herzinsuffizienz oder erlittene tiefe Venenthrombosen. Bei der Entstehung der Thrombose kommen noch zwei weitere Ursachen hinzu: Verletzung und Blutgerinnung. In die Kategorie „Verletzung" gehören Mikroverletzungen der Venen durch Unfälle oder Operationen. Eine veränderte „Blutgerinnung" findet sich bei schwerer Krankheit, Rauchen, Anti-Baby-Pille oder nach extremer körperlicher Anstrengung[34].

Überblick

Veneninsuffizienz

- I Ödeme
- II Besenreiser
- III Verfärbung
- IV Offene Beine

Viele Venenprobleme lassen sich durch genügend Bewegung verhindern. Nutzen Sie jede Chance auf Bewegung zwischendurch. Tipps zur Venenpumpe (S. 76, 105).

Abklärung: Venen unter der Lupe

Bei der fachärztlichen Untersuchung wird das Venensystem unter die klinische Lupe genommen. Bei den so genannten Stammvarizen ist die Vena saphena erweitert und weist eine undichte Mündungsklappe in der Leiste auf. Bei den Astvarizen sind lediglich einzelne Venenäste erweitert, die Mündungsklappe in der Leiste ist meist dicht. Durch spezielle Lagerungs- und Aufstehtests können Flussrichtung und Klappensuffizienz klinisch untersucht werden. Die Befunde lassen sich mittels Ultraschall bestätigen. Je nach Fall sind weitere bildgebende Verfahren, Laboruntersuchungen und Spezialuntersuchungen notwendig.

Therapieprinzip: Blutfluss sichern

Die Therapie bei Venenproblemen zielt darauf, den Blutrückfluss in Richtung Herz wieder in Gang zu bringen. Dies geschieht durch Bewegung, Medikamente und in bestimmten Fällen durch chirurgische Eingriffe. Hier der Überblick über das therapeutische Arsenal: Bei Varizen stehen Bewegung, Stützstrümpfe, Verödung, Varizen-Stripping zur Auswahl. Trägt man ein Jahr lang Stützstrümpfe, reduziert sich das Risiko einer chronisch venösen Insuffizienz um 50 Prozent[13].

Bei der chronisch venösen Insuffizienz sind es Bewegung, Hochlagern und Kompressionstrümpfe.

Bei den Thrombosen geht es darum, die gefährlichen Embolien zu verhindern. Dies geschieht mittels Blutverdünnung, dosierter Bewegung und in bestimmten Fällen mittels gefäßchirurgischer Eingriffe.

Auffallend ist: Bei allen drei Venenproblemen – Varizen, Insuffizienz und Thrombosen – kommt der Bewegung eine entscheidende Bedeutung zu. Mehr zur Pumpwirkung der Füße (S. 104).

Überblick

Venenprobleme

- Diagnostik: Klinik, Ultraschall
- Speziell: Labor, Röntgen
- Therapie: Bewegung, Stützstrümpfe
- Speziell: Blutverdünnung, Gefäßchirurgie

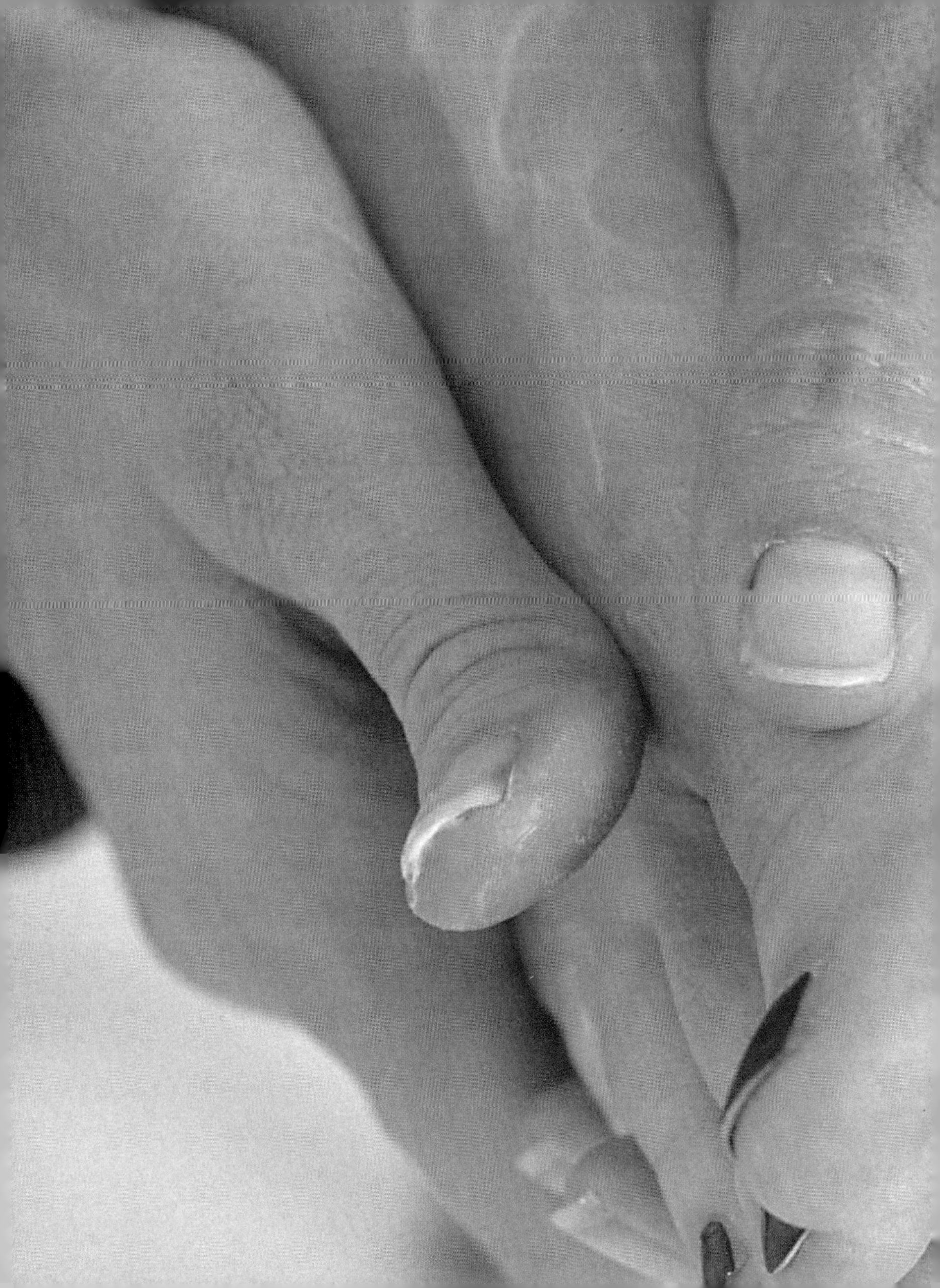

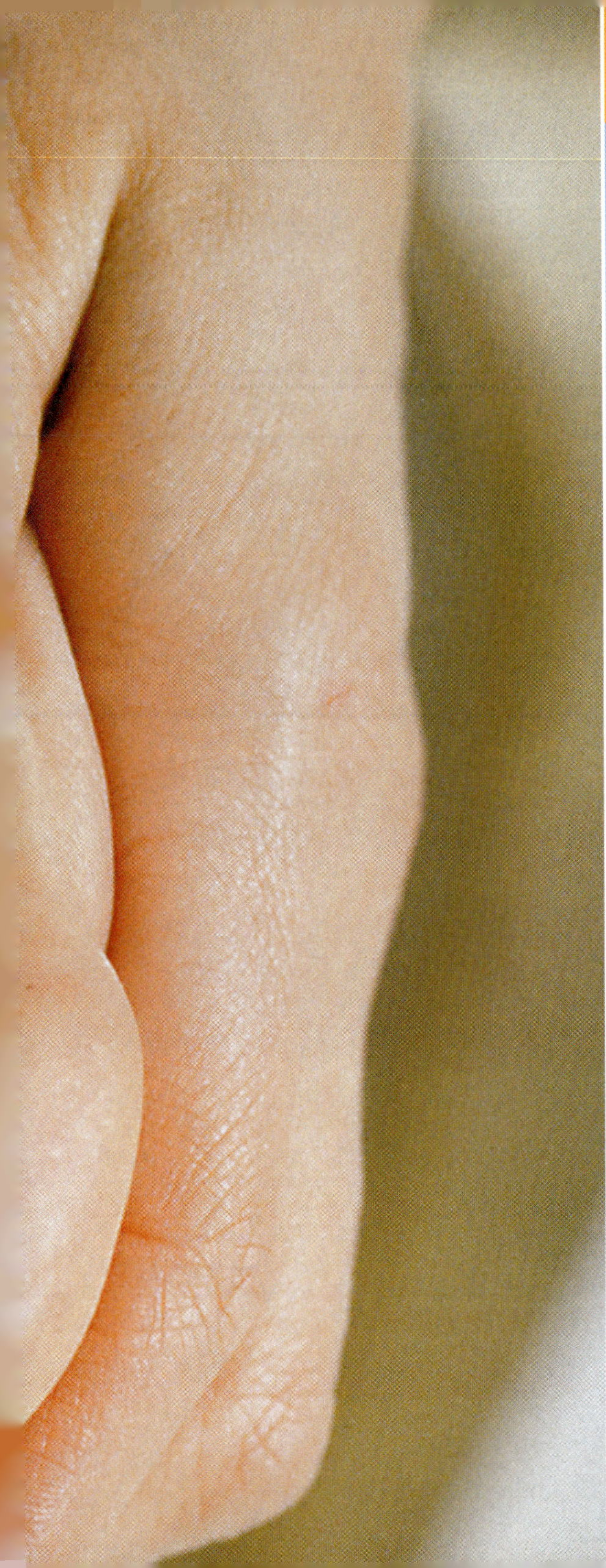

3

Schritt für Schritt zur Selbstdiagnose und Selbsthilfe

Viele Fußbeschwerden können Sie lindern oder ganz loswerden, indem Sie Ihren Lebenswandel umstellen und aktiv trainieren.

Das folgende Kapitel hilft Ihnen dabei, Ihr Fußleiden in einem ersten Schritt selbst zu diagnostizieren. Von dort ist es ein nahe liegender Schritt zur aktiven Selbsthilfe. Selbsthilfe zielt darauf ab, die Prognose Schritt für Schritt um jeweils eine Stufe zu verbessern: Von der stetigen Verschlechterung zum stabilen Verlauf, von beschwerdefreien Zeiten zur dauerhaften Normalisierung.

Der Schlüssel zum Erfolg liegt in der Automatisierung der Übungsinhalte im Alltag.

3 Selbstdiagnose und Selbsthilfe

Selbstdiagnose: Schritt für Schritt

1. Schritt: Leitsymptom

Im Folgenden finden Sie die Leitsymptome nach ihrer möglichen Bedeutung aufgeschlüsselt:

- Fußschmerzen (S. 28–29)
- Schwellung (S. 30)
- Hautverfärbungen (S. 31)
- Nagelverfärbungen (S. 31)
- Kraftverlust (S. 32)
- Gefühlsstörungen (S. 32)
- Verletzungen (S. 33)
- Instabilität (S. 33)
- Fußdeformität (S. 34)
- Zehendeformität (S. 35)

Überblick

Fußprobleme

- Orthopädisch (S. 36)
- Neurologisch (S. 38)
- Durchblutung (S. 40)
- Venen (S. 42)

2. Schritt: Ortho-Test

Durch einfache Beobachtung zu den häufigsten orthopädischen Diagnosen. In jedem Fall ist es empfehlenswert, Ihre Vermutung von einer medizinischen Fachkraft überprüfen zu lassen.

- Fußabdruck (S. 48)
- Fersenbelastung (S. 48)
- Längsgewölbe (S. 49)
- Vorfuß und Zehen (S. 48)

3. Schritt: Mit Fremdhilfe Diagnose sichern

Gratulation! Sie haben mit den ersten beiden Schritten die exakte Diagnose Ihrer Fußbeschwerden herausgefunden. Lassen Sie sich Ihre Vermutung in jedem Zweifelsfall von einer medizinischen Fachkraft bestätigen. Eine verkehrte Diagnose zieht meist eine falsche Therapie nach sich. Jetzt folgt der Sprung zur effizienten Selbsthilfe. Die beginnt im Kopf. Sie wissen jetzt vielleicht, dass Sie einen Knickspreizfuß haben, aber Sie wissen noch nicht genau, was ein Knickspreizfuß ist. Lesen Sie das Wesentliche in Kürze über die häufigsten Problemfüße, bevor Sie mit den Übungen beginnen:

- Knickfuß (S. 88)
- Senkplattfuß (S. 90)
- Hohlfuß (S. 90)
- Spreizfuß (S. 92)
- Halluxprobleme (S. 94)
- Zehenprobleme (S. 96)

4. Schritt: Prognose individuell

Lesen Sie das Kapitel Prognose (S. 50) und bestimmen Sie intuitiv Ihre individuelle Prognose. Es ist empfehlenswert, eine medizinische Fachkraft um deren Einschätzung zu bitten. Dabei gilt: Professionelle Einschätzungen sind in vielen Fällen zutreffend, aber nicht immer.

- Heilung: Struktur und Funktion normal
- Defektheilung: Struktur und Funktion weitgehend normal
- Chronisch-rezidivierend: Beschwerdefreie Intervalle
- Chronisch-stabil: Wird nicht besser und nicht schlechter
- Chronisch-progressiv: Stetige Verschlechterung

Wenn Sie Ihr Fußproblem genauer analysieren möchten, füllen Sie den Fußfragebogen aus. Fragebogen und Auswertung finden Sie im Anhang des Buches.

Überblick

Fuß-Profis

- Medizin (S. 114)
- Therapie (S. 118)
- Schuhberatung (S. 122)
- Einlagen (S. 128)
- Fußpflege (S. 111)
- Fußmassage (S. 109)
- Fußchirurgie (S. 134)

▶ Typische Fußabdrücke von links nach rechts: a) Normalfuß, b) Plattfuß, c) Hohlfuß. Knickfuß: siehe Abbildung S. 88.

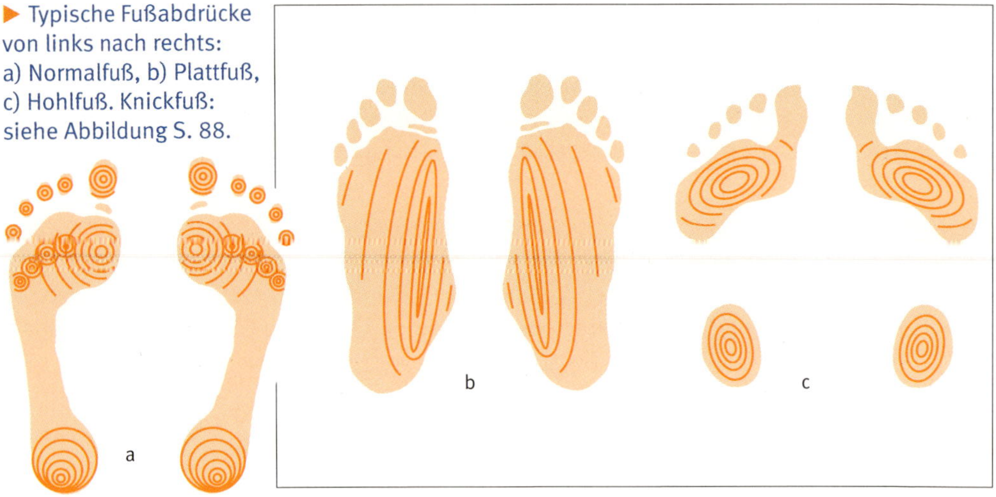

Ortho-Test: Knick-Platt-Spreiz-Fuß & Co. erkennen

Ist das Fersenbein nach innen oder außen geknickt? Wie verläuft die Achillessehne? Normalerweise verläuft sie geradlinig und vertikal. Beim Knickfuß zeigt sie einen gebogenen Verlauf. Machen Sie die Feuerprobe mittels Einbeinstand und Einbeinhüpfen: Was macht das Fersenbein des Standbeins? Knickt es unter Belastung nach innen weg oder bleibt es gerade und stabil? Knickfußtendenzen treten unter Belastung am deutlichsten zutage.

Überblick

Mittelfußabdruck

- Normal: ⅓ des Ballens
- Senkfuß: Mehr als ⅓
- Plattfuß: Mittelfuß = Vorfuß
- Hohlfußtendenz: Weniger als ⅓
- Hohlfuß: Abdruck zweigeteilt

Fußabdruck: Hohl, platt oder normal

Mit halb nass, halb trockenen Füßen stellen Sie sich kurz auf einen hellen Steinboden oder ein Stück Zeitungspapier – und schon haben Sie Ihre Fußabdrücke. Der gesunde Abdruck hat ein charakteristisches Erscheinungsbild: Beim gesunden Fuß misst der taillierte Mittelfußabdruck einen Drittel der Ballenbreite. Ist der Mittelfuß breiter, ist das Längsgewölbe abgesunken. Es liegt ein Senk- oder gar ein Plattfuß vor. Ist der Mittelfußabdruck auf weniger als ein Drittel der Ballenbreite verschmälert, liegt eine Hohlfußtendenz vor. Ist der Abdruck zweigeteilt – Ballen- und Fersenbereich sind ohne durchgehende Verbindung – spricht dies für einen Hohlfuß oder ausgeprägten Knickfuß.

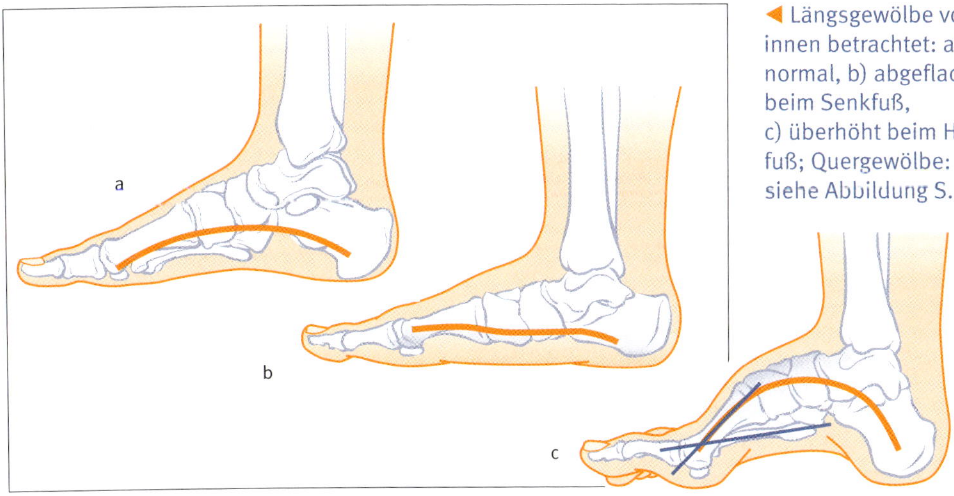

◀ Längsgewölbe von innen betrachtet: a) normal, b) abgeflacht beim Senkfuß, c) überhöht beim Hohlfuß; Quergewölbe: siehe Abbildung S. 92.

Längsgewölbe: Überhöht oder abgeflacht

Stellen Sie sich fest auf beide Füße und beurteilen Sie mithilfe eines Spiegels das Längsgewölbe auf der Innenseite. Beim Senkplattfuß ist es abgeflacht bis flach. Beim gesunden Fuß ist es etwa zwei Fingerbreit hoch. Beim Hohlfuß sind Längsgewölbe und Fußrist überhöht. Führen Sie vorsichtig von innen einen Bleistift unter das Fußgewölbe. Beim Senkplattfuß gelingt Ihnen dies nur andeutungsweise. Beim Hohlfuß ist die Gewölbehöhle tief. Fast wie bei einem Tunnel kommt der Stift auf der anderen Seite wieder hinaus.

C-Bogen: Fußknöchel und Zehennägel in Reih und Glied

Gesunde Vorfüße erkennen Sie am C-Bogen der „Fußknöchelreihe" und an den „entspannten Zehen". Wie eine Perlenschnur reihen sich die Fußknöchel fünffach nebeneinander. Sind sie abgesunken – Sie sehen nur längliche Sehnen statt rundliche Knöchel – spricht dies für einen Spreizfuß. Ist der Vorfuß nach unten durchgedrückt, mit starker Hornhautbildung unten am Fußballen und eventuell gar Krallenzehen, spricht dies für einen ausgeprägten eingesteiften Spreizfuß. Gesunde Zehen sind gerade und entspannt. Im aufrechten Stand können Sie alle zehn Zehennägel erkennen.

Überblick

Vorfußprobleme

- Spreizfuß schmerzhaft
- Hallux valgus (schräg)
- Hallux rigidus (steif)
- Krallenzehe
- Hammerzehe
- Hornhaut

Prognose: Wissenschaftliche Wahrsagerei

Wie wichtig die Füße sind, merken viele Menschen erst, wenn Probleme und Schmerzen auftreten. Ist die Fortbewegung eingeschränkt oder wird das Gehen zur Qual, bringen drei Fragen das individuelle Fußproblem auf den Punkt: Wie lautet die exakte Diagnose? Welche Therapiemöglichkeiten gibt es? Wie sieht die Prognose aus?

Das oberste Ziel ist eine möglichst vollständige Heilung. In vielen Fällen ist dies möglich, beispielsweise bei Dornwarzen, manchen Hornhautschwielen, Knicksenkfüßen und bei leichten Vorfußdeformitäten. Voraussetzung: Bestehende Fehlbelastungen werden erkannt und verändert.

Defektheilung: Fast so gut wie neu

Defektheilung bedeutet: Der Fuß hat ein definiertes Problem, funktioniert aber wieder gut. Typischerweise geht es um Fußprobleme, die Sie durch Therapie und Selbsthilfe gut in den Griff bekommen, ohne eine vollständige Heilung zu erreichen. Praktisches Beispiel: Der schmerzende X-förmige Großzeh-Schiefstand mit Ballenbildung. Im Verlaufe der Therapie wird er zwar schmerzfrei und recht gerade, aber eben nicht vollständig. Der Begriff „Defektheilung“ wird in der Chirurgie im gleichen Sinn verwendet. Muss etwa ein Zehengelenk versteift werden, ohne dass Funktion und Aussehen nennenswert darunter leiden, entspricht selbst das perfekteste Operationsresultat genau genommen einer Defektheilung.

Überblick

Prognose

- Heilung: perfekt
- Defektheilung: fast normal
- Rezidive: gute und schlechte Zeiten
- Chronisch-stabil: gleich bleibend
- Chronisch-progredient: wird schlechter

Chronischer Verlauf: Das Problem wird zum Dauerthema

Beim chronischen Verlauf unterscheidet man mehrere Unterformen:

- Chronisch-rezidivierend: Die Beschwerden flackern immer wieder auf und wechseln mit beschwerdefreien Intervallen, zum Beispiel beim Gichtanfall im Großzehengrundgelenk. Die meisten orthopädischen Fußprobleme fallen in die Kategorie „chronisch“ und nehmen mit fortschreitendem Alter tendenziell zu. Dieser Erfahrungswert ist medizinisch breit abgestützt. Chronische Fehlbelastungen spielen dabei eine wichtige Rolle. Eine wesentliche Verbesserung ist angesichts der Altersprogression nur denkbar, wenn Fehlbelastungen im Alltag gezielt identifiziert und korrigiert werden.
- Chronisch-stabil: Das Fußproblem bleibt mehr oder weniger ein Dauerproblem, wie beispielsweise belastungsabhängige Vorfußschmerzen beim Spreizfuß.
- Chronisch-progredient: Die chronisch-progrediente Entwicklung ist die unangenehmste Verlaufsform. Die Krankheit führt zu stetiger Zunahme von Beschwerden und Funktionsstörungen. Typische Beispiele sind die aktivierte Arthrose oder rheumatisch-entzündliche Erkrankungen. Die Behandlung ist schwierig. Oft muss zu buchstäblich einschneidenden Maßnahmen gegriffen werden: Bei rheumatischen Entzündungen beispielsweise kann die Entfernung der entzündlichen Gelenkkapsel notwendig werden.

Werden ursächliche Fehlbelastungen im Alltag erkannt und verändert, können sich Füße im Rahmen des Möglichen erholen.

Das Ziel der Selbsthilfe besteht darin, die Befindlichkeit der Füße um jeweils eine Stufe zu verbessern – beispielsweise von chronisch-progredient zu chronisch-stabil.

Überblick

Günstige Faktoren

- Leichte Deformität
- Gutes Körperbewusstsein
- Veränderungsfähigkeit
- Geringe Schmerzen
- Gehfähigkeit erhalten
- Therapieerfolge

Selbsthilfe: Das Übungsprogramm

1. Schritt: Basisübungen

Wer sich übereifrig auf die Spezialübungen stürzt, ohne die Basisübungen zu beherrschen, ist wie ein Möchtegern-Rennfahrer, der ohne Führerschein in ein Rennauto steigt. Der Misserfolg ist vorprogrammiert. Schaffen Sie sich zuerst ein stabiles Fundament mit den Basisübungen: So optimieren Sie die Grundfunktionen Ihrer Füße. Der Aufwand ist zu Beginn recht groß, wird jedoch geringer, je konsequenter Sie üben: Am besten eine halbe Stunde täglich. Sobald Sie eine Übung beherrschen, können Sie diese aus dem Programm streichen:

- Wahrnehmung (S. 60–61)
- Beweglichkeit (S. 62–63)
- Kräftigung (S. 64–65)
- Übungen im Stehen (S. 66–67)
- Übungen im Gehen (S. 68–69)
- Reflextraining (S. 70–71)

Überblick

Reihenfolge

- Basisübungen
- Anwendung
- Erfolgskontrolle
- Spezialübungen

2. Schritt: Anwendung

Eine Übung beherrschen Sie, wenn Sie außerhalb des Trainings bemerken, dass Sie es im täglichen Gebrauch richtig tun. Damit steht und fällt die Anwendung. Erst danach folgen die Spezialübungen.

- Füße unterwegs (S. 74)
- Dynamisches Stehen (S. 76)
- Dynamisches Sitzen (S. 79)
- Zeitlupen-Gehen (S. 81)
- Walking-Einstieg (S. 83)
- Jogging-Einstieg (S. 84)

3. Schritt: Erfolgskontrolle

Erfolgskontrolle setzt messbare Ziele voraus. Um beispielsweise das Ziel „nächstes Jahr mache ich eine Weltreise“ zu erreichen, gilt es, den erforderlichen Geldbetrag und den gewünschten Zeitpunkt exakt zu beziffern. Genauso ist es bei den Fußübungen. Etappenziele und gewünschter Zeitpunkt sind im Voraus zu bestimmen. Als „messbar“ gilt alles, was sie in Zahlen ausdrücken können:

- Fußschmerz auf einer persönlichen Skala von 0-100%.
- Schmerzfreie Gehzeit in Minuten oder Stunden.
- Schmerzfreie Belastbarkeit in Kilogramm auf der Personenwaage usw.

4. Schritt: Spezialübungen

Begegnen Sie individuellen Fußproblemen mit maßgeschneiderten Übungen. Hier finden Sie Aufbauübungen, die Ihrem Selbsthilfeprogramm zu maximaler Wirksamkeit verhelfen. Die Spezialübungen bauen auf denselben Modulen auf wie das Basisprogramm: Wahrnehmen, üben, anwenden. Erst im Alltag entfalten die Spezialübungen ihre volle Wirkung. Gehen Sie auch diese Übungen sanft und mit viel Aufmerksamkeit an:

- Knickfuß (S. 88)
- Senkplattfuß (S. 90)
- Hohlfuß (S. 90)
- Spreizfuß (S. 92)
- Hallux valgus (S. 94)
- Krallenzehen (S. 96)
- Fersensporn (S. 98)
- Achillessehne (S. 100)
- Durchblutungsstörungen (S. 102)
- Varizen (S. 104)
- Arthrose (S. 106)
- Restless Legs (S. 108)
- Fußpilz (S. 110)

Überblick

Selbsthilfe

- Basisübungen (S. 60–71)
- Anwendung (S. 74–85)
- Spezialübungen (S. 88–111)
- Übungsqualität (S. 54)

Übungsqualität: Feingefühl bis in die Zehenspitzen

Jede Übung beginnt im Kopf. Das „Warum“ und „Wie“ einer Übung sind Schlüssel zum Erfolg: „Warum“ ist Kopfsache, „Wie“ Gefühlssache. Kopf und Körper wollen die Übung begriffen haben, bevor Sie trainieren. Warten Sie also auf Ihr persönliches „Aha-Erlebnis“. Erst von dem Moment an wirkt die Übung. Das Fremdwort dafür lautet „Kognition“. Wahrnehmung bedeutet, eine Bewegung bewusst, präzise und rhythmisch auszuführen, und körperlich zu erfühlen, was Sie tun. Im Fachjargon heißt das „Sensomotorik“. Diese Wahrnehmung ist anspruchsvoll, denn Sie arbeiten mit einer Problemzone. Also mit einem Bereich, der Ihnen Schwierigkeiten bereitet, weil er „blinde Flecken“ hat. Genau das ist die Herausforderung: Wahrnehmung lässt sich nicht aus Büchern lernen, man muss ihr auf die Schliche kommen. Wahrnehmung ist eine Entdeckungsreise durch die eigenen Füße, immer wieder.

Überblick

Schritt für Schritt

- Wahrnehmen: Verstehen und fühlen
- Üben: Intelligent und regelmäßig
- Integrieren: In den Alltag
- Anwenden: Kreativ und vielseitig

Halbstundentakt: Viel Intelligenz und ein bisschen Disziplin

Sinn und Zweck der Übung ist, Ihre Wahrnehmung zu schärfen. Täglich eine halbe Stunde ist gut für den Anfang. Mit der Zeit nimmt die Übungszeit ab, da Sie das Gelernte mehr und mehr in den Alltag integrieren. Üben ist ein fortschreitender Lernprozess, aufbauend auf Bewegungsintelligenz, Körperwahrnehmung und Veränderung. Jede Wiederholung ist etwas Neues, ein persönliches Kunst-Schaffen: Üben hat nichts mit mechanischer Wiederholung zu tun. Gefragt sind Sensibilität und Bewegungsintelligenz. Ein bisschen Disziplin am Anfang ist hilfreich, bis sich der Körper an das Neue gewöhnt hat. Genau genommen sind es Übungsintelligenz und Übungsqualität, die tiefgreifende körperliche Veränderungen ermöglichen. Mechanisch pflichtschuldiges Exerzieren und Abspulen sind sinnlos. Bei Unbehagen oder Schmerzen brechen Sie die Übung bitte sofort ab. Wagen Sie sich später wieder einmal daran, wenn die Füße fitter geworden sind.

Automatisierung: Anker als Schlüssel zum Erfolg

Der Schlüssel zum Erfolg liegt in der Automatisierung der Übungsinhalte im Alltag. Das funktioniert am besten mit dem „Anker-Prinzip“: Koppeln Sie einen bestimmten Lerninhalt an eine alltägliche Situation. Beispielsweise an einen Signalton: Der Übungsinhalt „Fersen-Lot“ ist jedes Mal angesagt, wenn Ihr Handy oder die Türglocke klingelt, wenn ein Auto hupt, ein Krankenwagen usw. Bei jedem Signalton lenken Sie Ihre Aufmerksamkeit für ein paar Sekunden auf Ihre Füße und richten Ihre Fersen gerade. Andere Anker sind der Blick in den Spiegel, Halten vor einer Ampel, Warten an Kassen, Bus-Haltestellen oder vor der Kaffeemaschine. All diese Zeit lässt sich ohne weiteren Aufwand nutzen. Ab zehn Wiederholungen pro Tag automatisiert sich die Übung. Die Belastungsgewohnheiten beginnen sich dauerhaft zu ändern – der Schlüssel zum Erfolg ist gefunden.

Erfolgskontrolle: Ziele sind messbar

Erfolgskontrolle bedingt konkrete Ziele. Abstrakte, nicht messbare Ziele führen Sie aufs Glatteis der Selbsttäuschung. Entscheiden Sie sich für zwei bis drei messbare Ziele. Zum Beispiel: Durchschnittsschmerz 40 Prozent, schmerzfreie Gehzeit sechs Minuten. So können Sie Erfolg und Misserfolg erkennen und belegen. Das ist sehr wichtig für Ihre Motivation, denn die meisten Menschen vergessen, wie stark der Schmerz, wie lang die exakte schmerzfreie Gehzeit vor drei Monaten waren. Der Erfolg ist da, bleibt aber unentdeckt. In der Übersicht sind die bewährtesten messbaren Ziele für Sie zusammengestellt.

Überblick

Messbare Ziele

- Schmerzskala (0–100 %)
- Gehzeit (Minuten)
- Gehtempo (km/h)
- Einbeinstand (Sekunden)
- Fußabdruck (S. 48)
- Belastbarkeit (kg auf Personenwaage)

3 Selbstdiagnose und Selbsthilfe

Prävention: Trainieren ist besser als operieren

Feierabend. Sie fahren mit Ihrem Auto nach Hause. Plötzlich blinkt die Warnlampe am Armaturenbrett – orange, eindringlich, unbeirrt. Irgendetwas stimmt nicht, soviel ist sicher. Nur was? Glück gehabt! Gleich um die Ecke ist eine Autowerkstatt. Der Mechaniker kommt, schaut sich die Sache an, denkt nach. Plötzlich kommt ihm die zündende Idee. Kurzerhand schraubt er die Warnlampe raus. „So, das hätten wir!" Entfernung des Warnsignals – scheinbar hochwirksam und kostengünstig! Aber als Strategie denkbar schlecht. Niemand mutet diese Behandlung dem eigenen Auto zu. In Sachen Gesundheitsvorsorge hingegen ist diese Vorgehensweise weit verbreitet. Erst die Notsignale aus dem „Keller" motivieren zum Handeln. Meist sehr spät. Oft sind dann die Möglichkeiten der aktiven Prävention verspielt. Was bleibt, ist der Griff in die Medikamentenkiste oder zum Skalpell. Das muss nicht sein: Nehmen Sie die Warnlichter ernst.

Überblick

Prävention

- Richtig abrollen
- Passende Schuhe
- Übergewicht abbauen
- Auf Körperhaltung achten
- Regelmäßig trainieren
- Motivation von innen

Priorität bei der Selbsthilfe: Langfristiger Nutzen

Selbsthilfe hat zwei Gesichter: Prävention und Therapie. Der Unterschied liegt im Zeitpunkt. Wann setzt die Erkenntnis und damit die Veränderung ein? Die Faustregel besagt: Je früher, desto präventiver, je später, desto therapeutischer. Schließlich kann nur noch der Chirurg helfen. Das persönliche „Gesundheitskapital" ist dem persönlichen Investitionsplan vergleichbar. Kurzfristige Kursgewinne sind erfreulich. Entscheidend für den Anlageerfolg sind jedoch die langfristigen Gewinne. Katastrophal sind Fehlentwicklungen, die zu Panikaktionen und Kapitalvernichtung führen. Genauso ist es in der Selbsthilfe: Prävention mit anhaltender Nachwirkung ist Trumpf. Feuerwehreinsätze enden meist mit angesengten Gebäuden oder Wasserschaden.

Lernstrategie: Kinder lernen so schnell sie können

Kinder lernen ganzheitlich. Lernen heißt entdecken, sich freuen, erkennen, spielerisch ausprobieren. Kinder lösen Aufgaben ohne Analyse und Zergliederung. Wer's schafft, hat die Aufgabe gelöst. Das Glücksgefühl motiviert zu neuen Herausforderungen. Beim Erwachsenen ist es genauso. Erkenntnis und Übungsspaß im Erlebnisformat sind angesagt. Selbsthilfe ist kein Selbstdrill! Füße sind Kraft und Feingefühl in Vollendung. Füße können genießerisch empfinden und Höchstleistungen erbringen. Mit den Verwöhnsequenzen werden Füße in ihrer natürlichen Sensibilität gefördert, mit den Kräftigungsübungen in ihrer Belastbarkeit.

Selbstmotivation: Drei Kanäle stehen zur Verfügung

Tragen Sie Ihren Neigungen Rechnung. Zu welchem Typ gehören Sie? Die Hälfte der Menschen ist visuell dominant: Der Augenmensch begreift die Dinge mit den Augen und denkt in Bildern. Er spricht schnell und bildhaft, Erinnerungen laufen wie Filme vor dem inneren Auge ab. Anders der Gefühlsmensch, der kinästhetische Typ: Gefühl und Empfindung prägen seine Welt. Mit Bildern kann er nicht viel anfangen, er sieht sie nicht. Er braucht Zeit, die Bilderflut zu erfühlen. Seine Sprache ist langsam, die Bewegungen bedächtig. Und drittens: Der Ohrmensch, der auditive Typ, der logische Denker: Analytisch, rational und scharfsinnig. Er beherrscht die Kunst der prägnanten Formulierung, will zuerst verstehen, bevor er etwas ausprobiert. Finden Sie heraus, welcher Kanal bei Ihnen am besten funktioniert. Es macht wenig Sinn, wenn Augenmenschen sich selbst gut zureden, Kinästheten krampfhaft nach Bildern suchen und Logiker sich in ihre Füße hineinzufühlen versuchen, ohne das Warum und Wieso zu verstehen.

Überblick

Motivation

- Innere Achtsamkeit
- Auf Sicherheit achten
- Intelligente Hilfsmittel
- Realistische Ziele schaffen
- Wochenplan einhalten
- Trainingsaufbau in Stufen
- Überforderungen meiden
- Erfolgskontrolle
- Lernen in Gruppen
- Professionelle Unterstützung

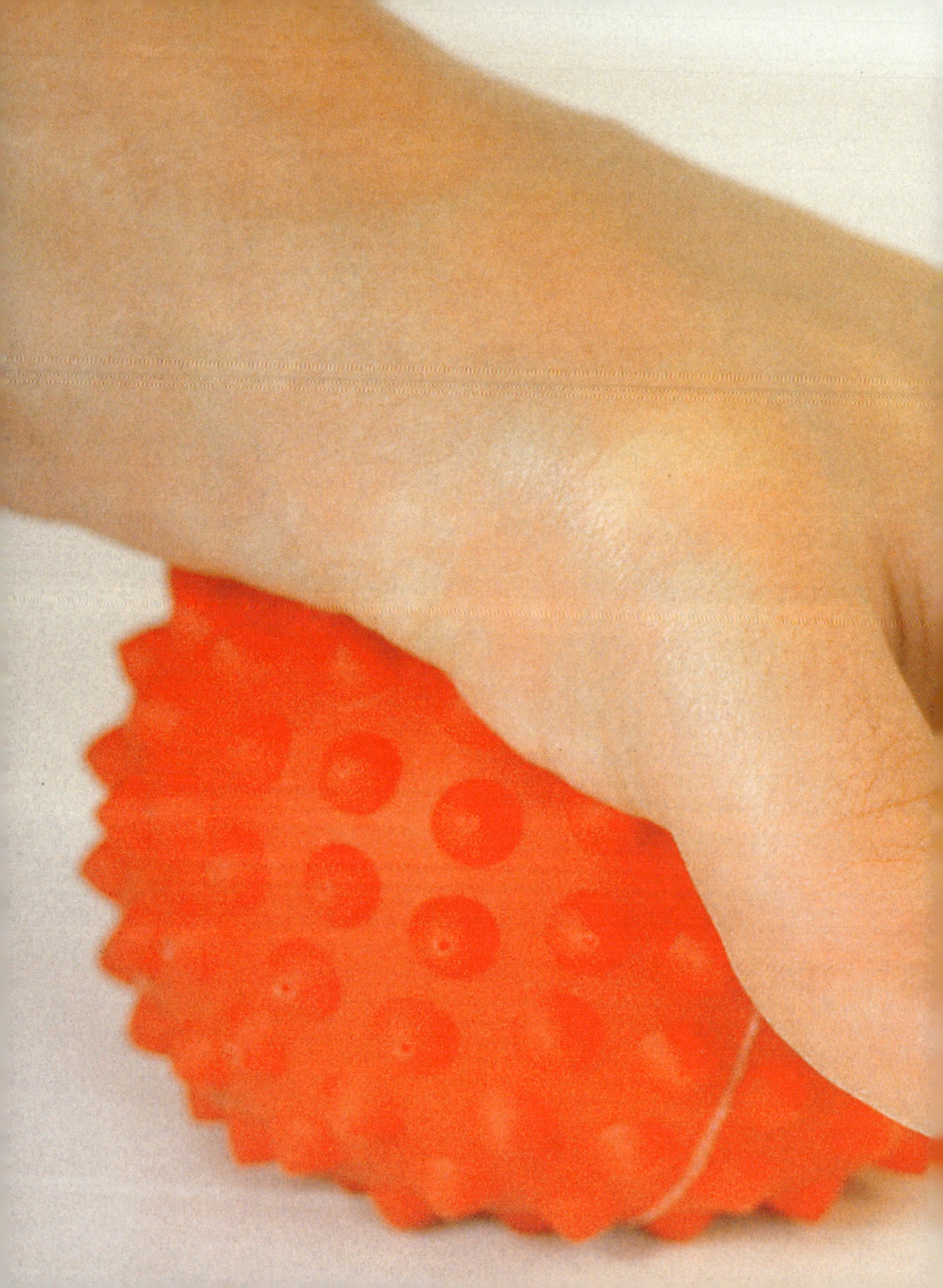

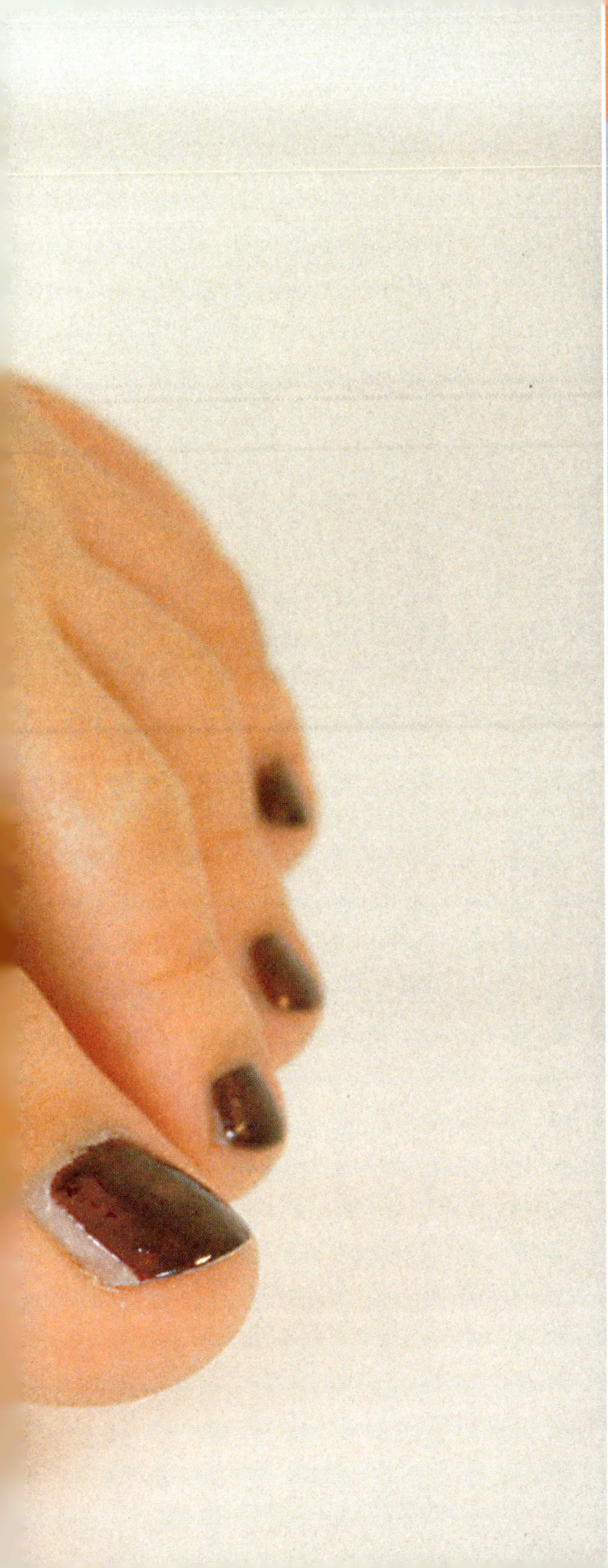

4

Basisübungen: Wahrnehmung, Beweglichkeit, Kräftigung und Koordination

Das Basis-Übungsprogramm „Gut zu Fuß“ umfasst zwölf wirkungsvolle Übungen der Spiraldynamik®-Fußschule, die Sie täglich ausführen können. Regelmäßig trainiert, schulen Sie mit diesen Übungen Wahrnehmung und Beweglichkeit und fördern zugleich Kräftigung und Koordination.

Das Programm folgt einem logischen Aufbau: Am Anfang steht die Wahrnehmung und die Entwicklung eines neues Gefühls für die Füße. Es folgen die Beweglichkeitsübungen vor den Kräftigungsübungen, dann die Umsetzung im Stehen und Gehen. Und am Schluss steht das Reflextraining der Fußkoordination. Halten Sie diese Reihenfolge unbedingt ein.

▶ Pendeln Sie aus der Mitte (b) nach links (c) und rechts (a), vor und zurück. Bodenkontakt intensiv wahrnehmen. Gemalte Fußbilder (S. 24) spiegeln Form, Stellung, Symmetrie, Druckverteilung und Schmerzpunkte in erstaunlich präziser Weise.

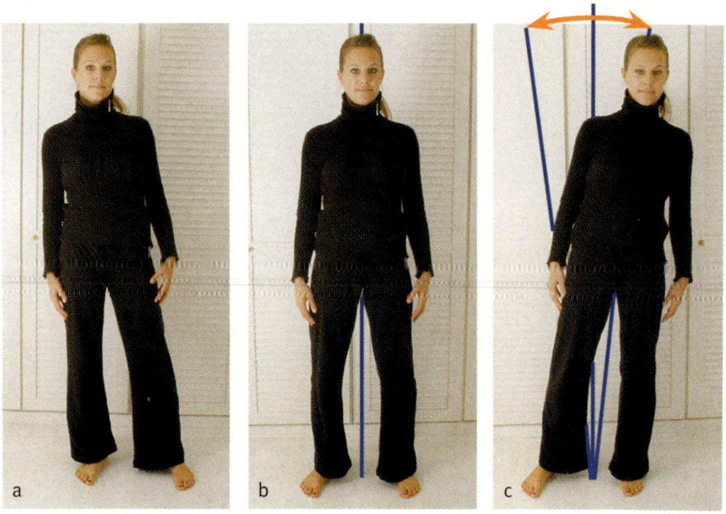

Wahrnehmung: Bodengefühl

Ziel: Entdecken Sie ein ganz neues Fußbewusstsein. Schärfen Sie Ihren Sinn für die optimale Druckverteilung im Fuß.

Übung: Hilfsmittel: Ein Blatt weißes Papier, Farbstifte. Sie beginnen im Stehen. Schließen Sie die Augen. Durch Pendeln des Körpers nach links, rechts, vorn und hinten verändert sich die Druckverteilung im Fuß. Experimentieren Sie mit Ihrer „Bodenhaftung", mit Ihrer „Verwurzelung" – wie ein Baum im Wind. Wandern Sie mit dem inneren Auge unter Ihre Fußsohlen und schauen Sie, wo Druck ist und wo weniger. Erspüren Sie die Auflagefläche, die Hauptbelastungszonen, den Spannungszustand der Zehen. Pendeln Sie sich zum Schluss in die Mitte ein. Öffnen Sie die Augen und zeichnen Sie das „Bodengefühl" intuitiv auf ein Blatt Papier: Umriss, Belastungspunkte, Fußstellung, blinde Flecken. Wiederholen Sie die Übung nach ein paar Monaten. Wie hat sich Ihr Bodengefühl entwickelt?

Variation: Auf instabiler Unterlage Fersen-Proprio (S. 70).

Achtung: Bei Gleichgewichtsstörungen besteht Sturzgefahr. Leiden Sie daran, schließen Sie die Augen nur halb oder halten Sie sich mit einer Hand ganz leicht an einem Geländer fest.

Überblick

Bodengefühl
- Intuitive Auswertung
- Ideal für Schwangere
- Zeigt Ihr Bodengefühl
- Vermittelt Standfestigkeit

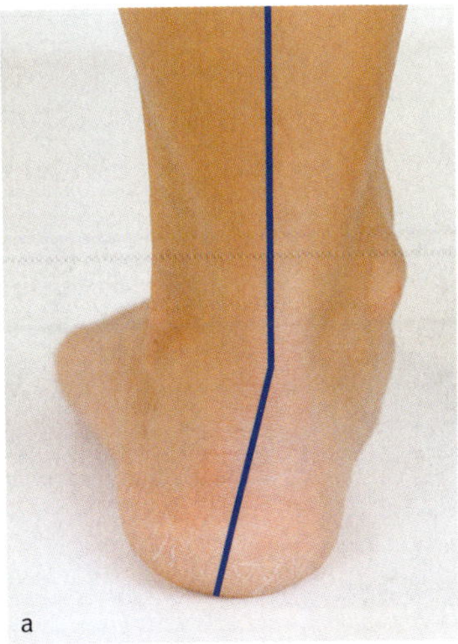

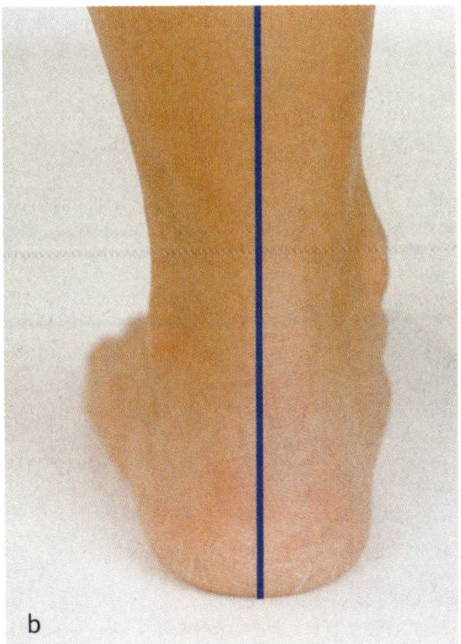

◀ a) Knickfuß nach innen: Die Ferse steht schräg, der Fuß ist nach innen eingeknickt. Die Achillessehne verläuft bogenförmig.

b) Ferse im Lot: Die Ferse steht lotrecht, die Achillessehne verläuft gerade.

Wahrnehmung: Fersen-Lot

Ziel: Unterscheiden können zwischen Knickfuß und gerader Fersenstellung. 30 Sekunden mit geraden Fersen stehen können.

Übung: Hilfsmittel: Spiegel oder Doppelspiegel. Alternative: Bitten Sie jemanden, Ihre Fersen von hinten zu beobachten. Sie stehen, haben Ihre Augen halb geschlossen. Lenken Sie Ihre Aufmerksamkeit nun in die Fersen. Verlagern Sie Ihr Gewicht abwechselnd auf Fersenaußenkanten, danach auf die Innenkanten. Rhythmisch wiederholen: nach außen – nach innen. Bewegung kleiner werden lassen, bis die Fersen gefühlsmäßig felsengerade stehen. Jetzt nicht mehr bewegen und genau in den Spiegel schauen: Stimmen Gefühl und Realität überein? Bei Abweichungen Fersen mithilfe des Spiegels tatsächlich gerade ausrichten. So bleiben und Stellung 30 Sekunden halten. Ideales Übungsfeld: Beim Zähneputzen.

Variation: Flamingo im Einbeinstand (S. 67); Fersen-Proprio mit Wackelbrett (S. 70–71); Nurejew und Sprunglandung (S. 101). Fersentraining auf hohen Hacken (S. 123).

Achtung: Bei einer übertriebenen Aufrichtung verliert die Großzehe den Bodenkontakt.

Überblick

Fersengerade

- Anti-Knickfuß-Übung
- Anti-Knicksenkfuß-Übung
- Basisübung gegen Knickhohlfuß
- Ideal für Kinder
- Ideal für Hyperpronierer (s. S. 147) im Laufsport

▶ **Fußspirale:**
Fuß in beide Hände nehmen. a) Fußspirale intensivieren beim Plattfuß. Dabei dreht die Ferse nach „außen“, der Vorfuß nach „innen“. Das Längsgewölbe baut sich auf, der Fuß wird kürzer. Diese Drehrichtungen vermitteln dem Fuß Stabilität. b) Fußspirale sanft lösen. Bei Hohlfuß gleiche Drehrichtungen, aber den Schwerpunkt auf Entspannung in die Länge.

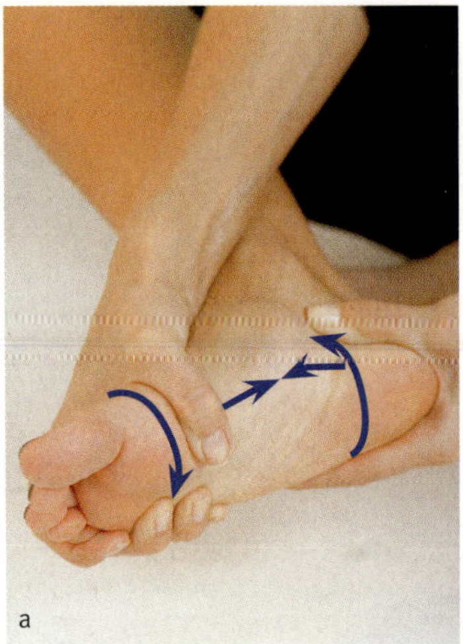

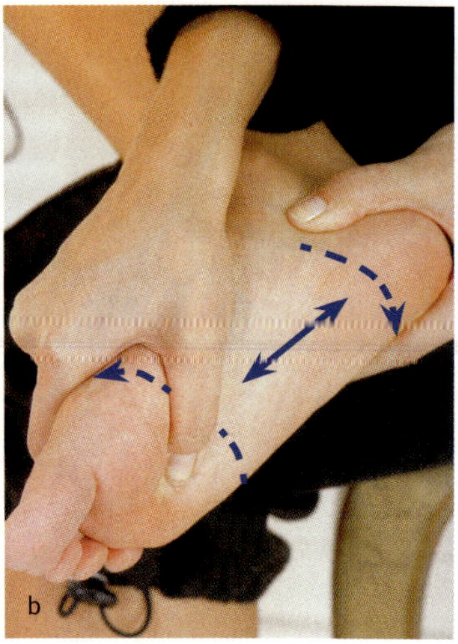

Überblick
Fußspirale
- Tolle Fußmassage
- Für Kinder selbstverständlich
- Gut gegen steife Knicksenkfüße
- Bewegungsintelligenz ist lernbar

Beweglichkeit: Fußspirale

Ziel: Beweglichkeit im Mittelfuß. Beherrschung der Drehrichtungen „Supination im Rückfuß“ und „Pronation im Vorfuß“.

Übung: Hilfsmittel: Stuhl. Setzen Sie sich bequem hin, Füße und Unterschenkel bilden einen rechten Winkel. Nehmen Sie einen Fuß in beide Hände. Eine Hand umfasst die Ferse, die andere den Vorfuß. Jetzt den Fuß mit beiden Händen wie ein Handtuch „auswringen“. Die Ferse dreht nach außen (Supination), der Vorfuß nach innen (Pronation). Bewegung rhythmisch wiederholen. Intensität im Wohlfühlbereich. Dauer 2–5 Minuten pro Fuß.

Variation: Beim Senkplattfuß gilt: Fußsohlenmuskulatur anspannen und das Längsgewölbe während der Fußspirale (Abb. a) aktiv verkürzen. Beim Hohlfuß bleiben die Drehrichtungen dieselben, die Fußsohlenmuskulatur wird jedoch entspannt und das Längsgewölbe während der Fußspirale (Abb. b) aktiv verlängert.

Achtung: Machen Sie keinen Spitzfuß! Der Fuß bleibt im rechten Winkel zum Unterschenkel. Kein Sichelfuß: Der Vorfuß schaut „geradeaus“. Der Vorfuß-C-Bogen bleibt mit entspannten Zehen und leicht gebeugten Zehengrundgelenken erhalten.

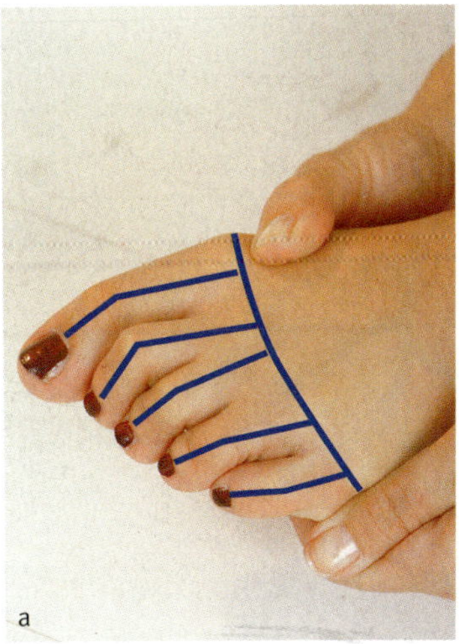

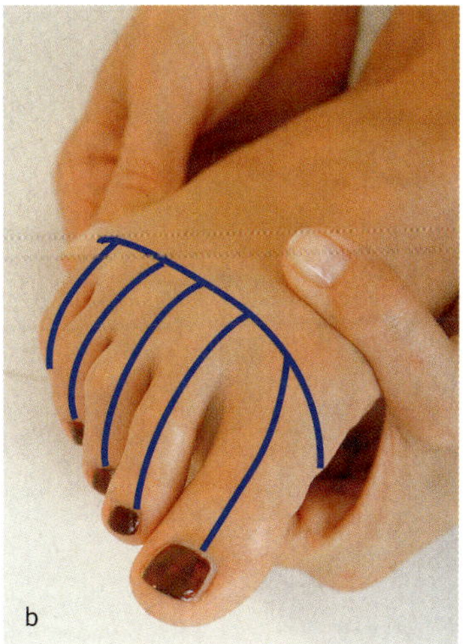

◀ C-Bogen:
a) unkoordinierter Vorfuß mit Krallenzehen;
b) Groß- und Kleinzehgrundgelenk gegeneinander nach unten rollen, genau wie Daumen und Kleinfinger bei der Hand. So entsteht ein weiter C-Bogen mit fünf gut sichtbaren Fußknöcheln.

Beweglichkeit: C-Bogen

Ziel: Eigenmobilisation des Vorfuß-Quergewölbes und ein gleichmäßiger C-Bogen mit fünf gut sichtbaren Fußknöcheln.

Übung: Hilfsmittel: Stuhl. Nehmen Sie jetzt Groß- und Kleinzehengrundgelenk in je eine Hand und drehen Sie diese mit einer Einrollbewegung gegeneinander – genau wie Daumen und Kleinfinger beim Ergreifen eines Apfels. Es entsteht ein gleichmäßiger C-Bogen, eine Bogenbrücke. Beim eingesteiften Vorfuß Zehengrundgelenke gebeugt und Zehen gestreckt halten. Zusätzlich können die Mittelfußknochen von unten mit den Fingern abgestützt werden. Bewegung rhythmisch wiederholen. Intensität im Wohlfühlbereich. Dauer 2–5 Minuten pro Fuß.

Variation: Haben Sie Schwierigkeiten, Ihre Füße mit den Händen zu erreichen, z. B. bei Hüftproblemen, legen Sie einen halbierten Tennisball auf den Boden und stellen Ihren Vorfuß darauf.

Achtung: Alle fünf Fußknöchel sollen gut sichtbar sein, machen Sie keine Krallenzehen. Groß- und Kleinzehengrundgelenk nicht „auseinander ziehen", das fördert die Entwicklung des Spreizfußes.

Überblick

C-Bogen
- Belebt den Vorfuß
- Wirkt gegen Spreizfüße
- Wirkt gegen Krallenzehen
- Tolle Fußmassage
- Zehenraupen (S. 65)

▶ **Fuß-Picasso:**
Der Fuß dreht den Schreibstift Richtung Papier. Federführend ist der lange Wadenbeinmuskel, er dreht den Vorfuß zum Boden. a) Das Knie darf sich nicht anheben, b) die Fersenaußenkante bleibt am Boden.

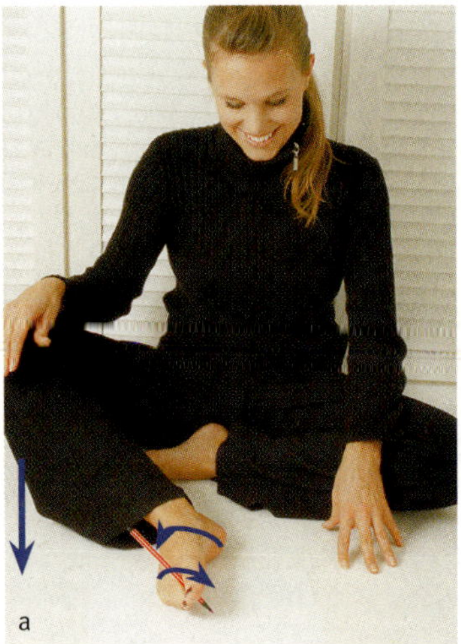
a

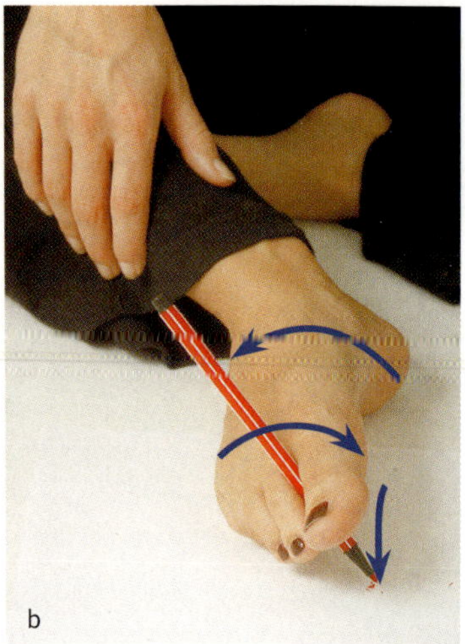
b

Kräftigung: Fuß-Picasso

Ziel: Kräftigung der langen Fußmuskeln. Die lange Wadenbein- und Schienbeinmuskulatur koordinieren die Spiralschraubung

Übung: Hilfsmittel: Filzschreiber oder Bleistift, Papier, Theraband. Sie sitzen im Schneidersitz. Klemmen Sie einen Stift zwischen große und zweite Zehe. Wichtig: Die Ferse liegt mit ihrer Außenkante immer stabil auf dem Boden. Jetzt den Vorfuß aktiv Richtung Boden drehen, die Ferse nicht mitbewegen. Mit dem Stift Kreise zeichnen, Buchstaben schreiben oder einfach etwas malen. Zur Steigerung des Schwierigkeitsgrads wickeln Sie das Theraband um das Großzehgrundgelenk. Gleiche Übung, diesmal gegen den Widerstand des Therabands. Täglich 2–5 Minuten üben. Geben Sie sich mindestens zwei Wochen Zeit für erbauliche künstlerische Resultate!

Variation: Die Picasso-Übung wird dem Gewölbetyp des Fußes angepasst: Aktive Verkürzung beim Senkplattfuß, Entspannung und Verlängerung beim Hohlfuß.

Achtung: Probleme im Schneidersitz? Machen Sie die Übung sinngemäß auf einem Hocker. Das ganze Bein bleibt entspannt, nur der Vorfuß arbeitet. Auch die Zehen bleiben möglichst entspannt.

Überblick
Fuß-Picasso
- Großzeh-Bodenkontakt
- Stabilisiert die Ferse
- Trainiert die Fußspirale
- Ideal bei Senkplattfüßen
- Gut für die Hüftgelenke

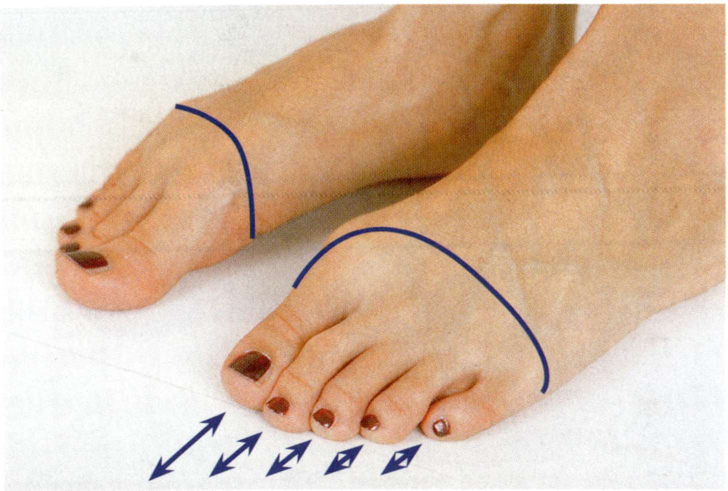

◀ **Zehenraupen:** Die tiefe Ballenmuskulatur hebt die Zehengrundgelenke vom Boden und federt so den Vorfuß. Dabei können die „Zehenraupen" vorwärts oder rückwärts wandern. Im Bild wandern die Zehenraupen Richtung Ferse, das Längsgewölbe nimmt zu.

Kräftigung: Zehenraupen

Ziel: Kräftigung der tiefen Ballenmuskulatur mittels Beugung der Zehengrundgelenke mit gestreckten Zehen. In diesen kleinen Muskeln stecken rund 40 Prozent des Kraftpotenzials.

Übung: Hilfsmittel: Hocker. Ihr Fuß ruht unbelastet auf dem Boden. Bauen Sie dosiert das Quergewölbe auf, halten Sie den C-Bogen ein paar Sekunden. Die geballte Kraft im Ballen spüren, dann wieder loslassen. Die Zehengrundgelenke bewegen sich wie kleine Raupen rhythmisch auf und ab. Täglich 1–3 Minuten. Die Kräftigung der Ballenmuskulatur erfordert eine angemessene Belastung des Vorfußes, am besten mittels Körpergewichtsverlagerung. Der Muskel wächst am Widerstand. Teilbelastung langsam zur Vollbelastung im Stehen steigern.

Variation: Die Zehenraupen können in zwei Richtungen wandern: vorwärts oder rückwärts. Rückwärts beim Plattfuß, das Längsgewölbe nimmt an Höhe zu. Beim Hohlfuß heißt es Vorwärts-Krabbeln, das Längsgewölbe flacht ab.
Lassen Sie die Zehenraupen bei jedem Signalton loskrabbeln! Egal ob Telefon, Kirchenglocke oder Sirene.

Achtung: Keine Krallenzehen machen! Vorsicht beim Hohlfuß: Das Längsgewölbe darf sich nicht verstärken!

Überblick
Zehenraupen
- Kräftigt Ballenmuskulatur
- Macht müde Füße munter
- Wirkt gegen Spreizfüße
- Hilft Platt- und Hohlfüßen
- Schont Knie- und Hüftgelenke

▶ **Vier-Punkte-Stand:** Sie halten die freien Enden des Bands sozusagen mit den vier Fußdruckpunkten – Großzehgrundgelenke und Fersenaußenseite – am Boden fest. Verlieren Sie das Gleichgewicht, schnellt das Band unter dem Fuß weg.

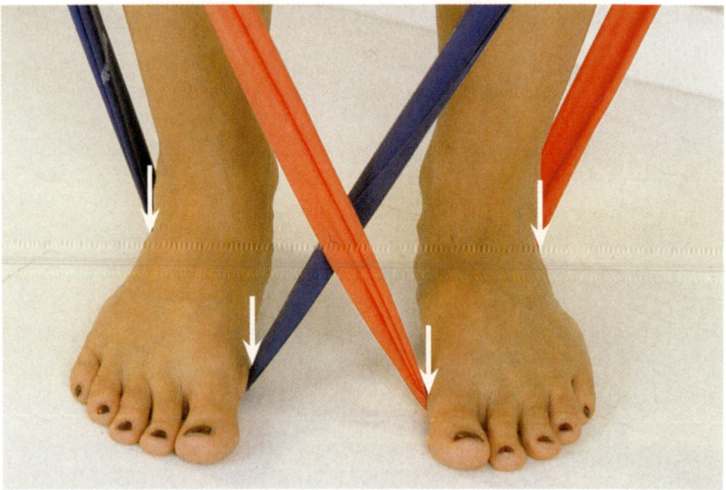

Stehen: Vierpunkte-Stand

Ziel: Aktive Fußspirale. Vier klar erkannte Fußsohlen-Kraftpunkte im Stehen: Fersen gerade, Großzehengrundgelenke Bodenkontakt.

Übung: Hilfsmittel: Zwei Therabänder. Sie stehen im stabilen Zweibeinstand. Die vier freien Enden der Bänder als gekreuztes X unter die vier Fußsohlen-Kraftpunkte platzieren: Großzehgrundgelenke und Fersenaußenseiten. Verlieren Sie einen Kraftpunkt, schnellt das Band unter ihrem Fuß weg. Dauer 1–3 Minuten. Gewichtsverlagerung, Bälle fangen, jonglieren oder Zahlenreihen rückwärts aufsagen erhöhen den Schwierigkeitsgrad.

Variation: Beim Hohlfuß maximale Bodenkontaktfläche durch Entspannung der Fußsohlenmuskulatur. Reflexartiges Zusammenziehen der Fußsohlenmuskulatur bewusst registrieren und bewusst wieder lösen.

Achtung: Korrekte Lage der Bänder überprüfen! Bei Knickfußstellung oder Großzeh-Bodenkontaktverlust muss das Band sofort wegschnellen. Fuß- und Beinmuskeln bleiben locker, nicht verkrampfen.

Überblick

Vierpunkte-Stand

- Vermittelt Standfestigkeit
- Fördert richtige Belastung
- Erleichtert richtiges Abrollen
- Integriertes Feedback
- Mindert Sturzgefahr

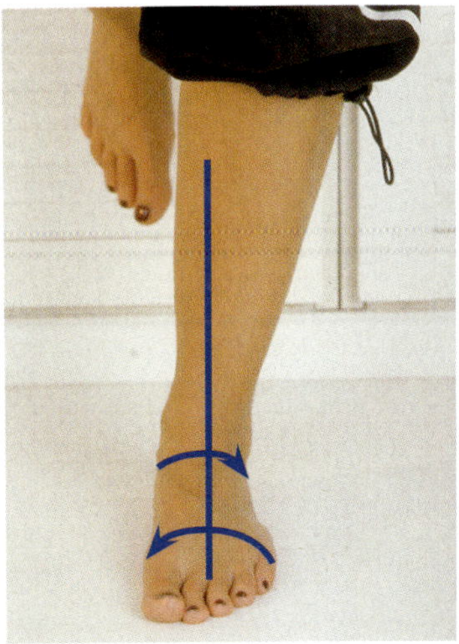

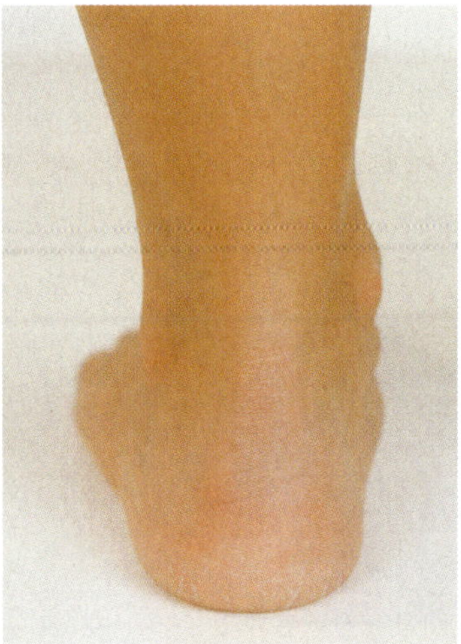

◀ Flamingo:
30 Sekunden Einbeinstand, Ferse gerade, guter Großzeh-Bodenkontakt, Knie geradeaus nach vorn. Das Becken sinkt auf der Standbeinseite ab. Ruhig stehen.

Einbeinstand: Flamingo

Ziel: 30 Sekunden „Flamingostand“ auf jedem Bein. Mit felsengeraden Fersen und ohne Fremdhilfe.

Übung: Hilfsmittel: Bei Standunsicherheit Geländer in Griffnähe. Sie stehen entspannt. Jetzt beide Fersen lotrecht ausrichten, ohne den Bodenkontakt mit dem Großzehgrundgelenk zu mindern. Gewichtsverlagerung auf das rechte Bein, Ferse aktiv stabilisieren. Vorsichtig das linke Bein heben. Innerlich und äußerlich ruhig bleiben. 30 Sekunden so bleiben, Seitenwechsel. Beide Seiten mehrmals wiederholen.

Variation: Becken auf der Standbeinseite langsam absenken, auf der linken Seite mithilfe der Bauchmuskulatur anheben. Kein Hohlkreuz. Üben Sie vor dem Spiegel, um diese Beckenbewegung beobachten zu können.

Achtung: Die Ferse bleibt gerade. Kniescheibe „schaut“ geradeaus nach vorn, Einwärtsdrehung des gesamten Beines vermeiden. Der Körperschwerpunkt bleibt gut über der einfüßigen Standfläche zentriert. Das Becken soll sich nicht zur Seite verschieben.

Überblick
Flamingo
- Stabilisiert die Knie
- Richtet das Becken auf
- Mehr Gleichgewicht
- Verbessert Gangsicherheit
- Mehr Kraft in den Beinen

▶ **Sternensammler:** Münze mit der tiefen Ballenmuskulatur a) ansaugen und b) mitnehmen. Keine Krallenzehen machen!

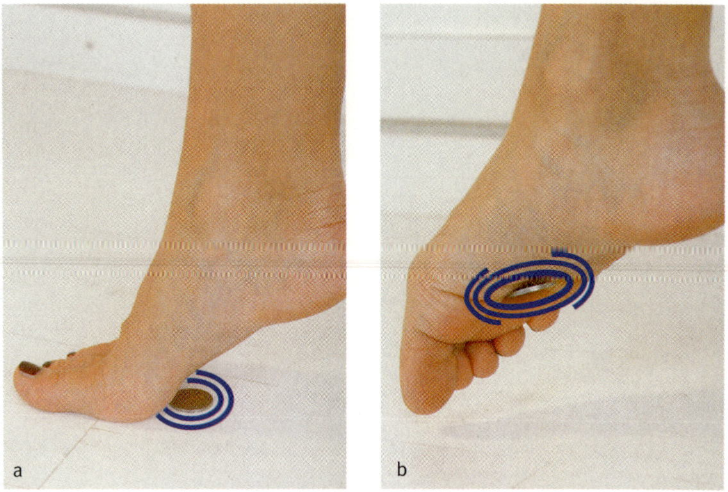

Gehen: Sternensammler

Ziel: Aktivierung des Vorfußimpulses beim Gehen. Beim Aufsetzen des Vorfußes dämpft die tiefe Ballenmuskulatur den Aufprall. Die in den Muskeln gespeicherte Energie wird beim Abstoßen wieder frei und vermittelt dem Gang Leichtfüßigkeit.

Übung: Hilfsmittel: Mehrere Münzen. Nehmen Sie die Schrittstellung ein, setzen Sie die Ferse des vorderen Beins auf, der Vorfuß ist noch in der Luft. Eine Münze befindet sich am Boden, genau dort, wo gleich der Vorfuß landen wird. Beim Abrollen und Abstoßen die Münze „mitnehmen“. Das Quergewölbe nimmt die Münze wie ein „Saugnapf“ vom Boden auf. Mehrere Münzen im Raum verstreuen und mit beiden Füßen einsammeln.

Achtung: Nicht mit den Zehen krallen! Das Einsammeln erfolgt durch „Ansaugen mit der Fußballe“ – einem impulsartigen Aufbau des Quergewölbes im Moment des Abstoßens. Der Impuls kommt sicht- und spürbar aus dem Vorfuß, nicht von den Hüftbeugern. Fersen immer möglichst gerade halten.

Überblick

Sternensammler

- Belebt den Vorfuß
- Entlastet die Hüftgelenke
- Stabilisiert die Knie
- Ideal für Kinder
- Leichtfüßigkeit

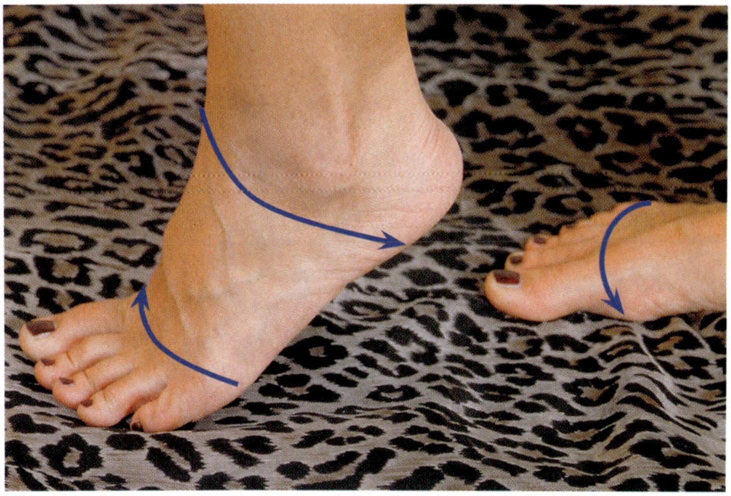

◀ **Raubkatzengang:** Auf Samtpfoten über Zebrastreifen, Markierungslinien und Hindernisse hinweg. Die Elastizität des Fußes wird sichtbar, der weiche Auftritt „hörbar lautlos".

Gehen: Raubkatzengang

Ziel: Erfahren der Kombination von Stabilität und Entspannung im Fuß. Einüben unter erschwerten Bedingungen.

Übung: Hilfsmittel: Hindernisse wie Treppen, Stufen, Balken, Matten oder Bälle. Sie sind barfuß. Wie eine Raubkatze, allerdings auf zwei Beinen, besteigen Sie die unterschiedlichen Hindernisse im Zeitlupentempo. Ferse geräuschlos und gerade aufsetzen. Jetzt langsam das Körpergewicht auf den Fuß geben, die Ferse bleibt gerade, die Balance perfekt im Gleichgewicht – selbst auf wackeliger Unterlage. Vom Hindernis wieder herunter, weich auf dem Vorfuß landend. Dann zum nächsten Hindernis. Kurzum: Erleben Sie Ihre Füße als Samtpfoten: Federnder Stoßdämpfer und geballt verhaltene Sprungkraft. 2–5 Minuten.
Variation: Beim Senk- oder Plattfuß Sprungkraft betonen; Samtpfoten anspannen, damit der Fuß nicht auf den Boden platscht. Umgekehrt beim Hohlfuß: Fußsohlenmuskulatur entspannen, bis sich der Fuß weich wie Samt anfühlt.

Achtung: Es besteht Unfallgefahr durch Abrutschen oder Umkippen von Hindernissen. Achten Sie auf sichtbare Elastizität und die akustische Qualität des Aufpralls. Fersen gerade, Knie gerade, Fußstellung möglichst parallel.

Überblick

Raubkatzengang
- Geschmeidige Füße
- Geballte Sprungkraft
- Schont die Gelenke
- Leichtfüßigkeit
- Gangsicherheit

▶ **Fersen-Proprio:** Freihändiges Stehen auf einer labilen Unterlage, z. B. auf einem Stück Schaumstoffmatte. a) Die Ferse knickt nach innen; b) Die Ferse bleibt stabil und gerade. Die stabilisierende Fußmuskulatur wird so reflexartig trainiert.

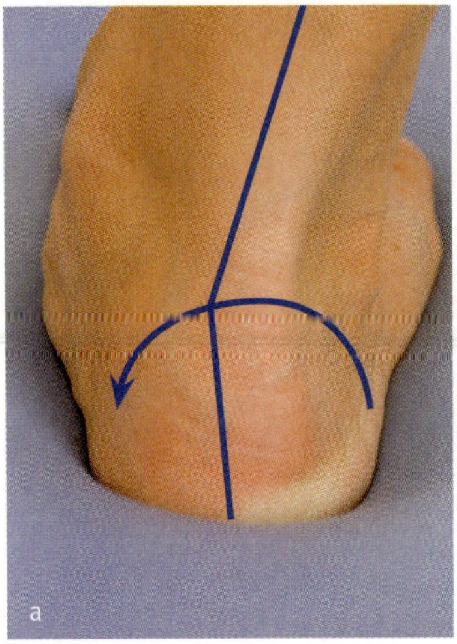

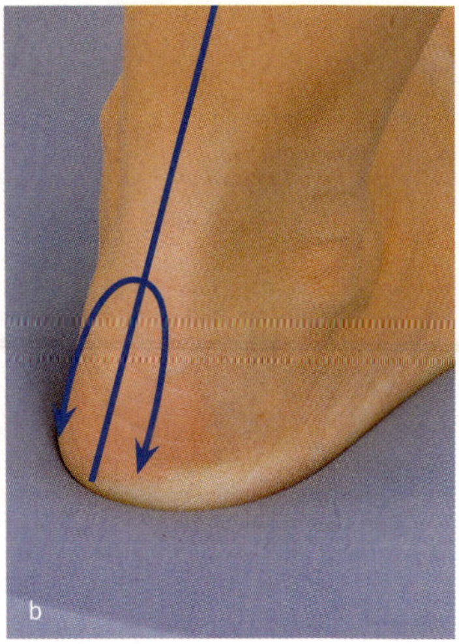

Training: Fersen-Proprio

Ziel: Die stabilisierende Fuß- und Unterschenkelmuskulatur wird reflexschnell trainiert. 30 Sekunden auf labiler Unterlage freihändig stehen, möglichst ohne mit den Fersen einzuknicken.

Übung: Hilfsmittel: Eine Schaumstoffmatte oder Matratze. Stellen Sie sich mit beiden Füßen auf die labile Unterlage. Eine genügend instabile Unterlage führt zu Bewegungsausschlägen mit reflexartigen Korrekturbewegungen. Bewegung und Gegenbewegung laufen blitzschnell ab, die Ausschläge können größer oder kleiner werden. Das Bewusstsein konzentriert sich auf die vier Kraftpunkte (S. 66), während die Stabilität in den Sprunggelenken reflexartig trainiert wird. Täglich 1–3 Wiederholungen.

Variation: Der Einbeinstand sorgt für ein anspruchsvolles Training. Das Üben mit geschlossenen Augen macht es noch schwieriger. Legen Sie zu Hause eine weiche Matte ins Badezimmer, so kommen Ihre Füße automatisch zum täglichen Reflextraining.

Achtung: Nicht länger als 20–30 Sekunden trainieren, da sich die Reflexe schnell erschöpfen. Fersen bleiben möglichst gerade. Bei Standunsicherheit Schwierigkeitsgrad anpassen und griffbereite Haltemöglichkeit gewährleisten.

Überblick
Reflextraining
- Trainingsersatz für Naturböden
- Schützt die Sprunggelenke
- Erhöht die Gangsicherheit
- Sicher auch auf hohen Hacken

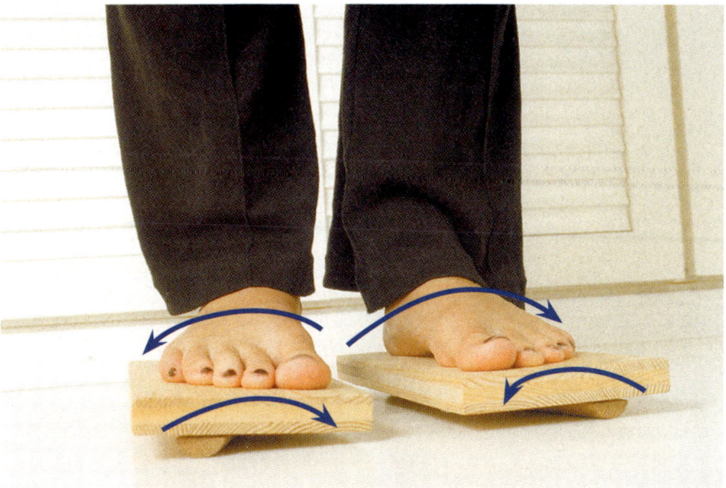

◀ **Sandalecken:** Eine halbrunde oder dreieckige Holzleiste wird auf den Schuhsohlen befestigt, von der Ferseninnenseite zur Kleinzehe. So kann die Spiral-Schraubung im Fuß reflexartig trainiert werden.

Training: Sandalecken

Ziel: Propriozeptives Reflextraining kombiniert mit aktiver Fußspirale im Stehen. 30 Sekunden auf „Sandalecken" freihändig stehen.

Übung: Hilfsmittel: „Sandalecken". Schuhe oder Sandalen mit steifer Sohle, an deren Sohle Sie mit Klettverschluss eine dreieckige oder halbrunde Holzleiste befestigen. Der Verlauf der Holzleiste kann variiert werden. Die Standardbefestigung geht von der Fersen-Innenkante zur Kleinzehe (S. 125).

Stellen Sie sich mit beiden Füßen auf die Kipp- oder Wackelsandalen. Balancieren Sie das Gleichgewicht mit „Ferse nach außen und Großzehgrundgelenk nach innen" 30 Sekunden lang. Kann mehrmals täglich wiederholt werden.

Variation: Übung mit (halb) geschlossenen Augen. Ausführung im Einbeinstand Flamingo.

Achtung: Zentrieren Sie sich, möglichst ohne Ruderbewegungen der Arme bzw. ohne plötzliche Ausgleichbewegungen des Rumpfes. Im Idealfall (das klappt nicht immer gleich) arbeiten nur noch die Füße.

Überblick
Sandalecken
- Reflextraining fürs Gehirn
- Macht Groß und Klein Spaß
- Erhöht die Gangsicherheit
- Schützt die Sprunggelenke
- Für einen stabil-flexiblen Stand

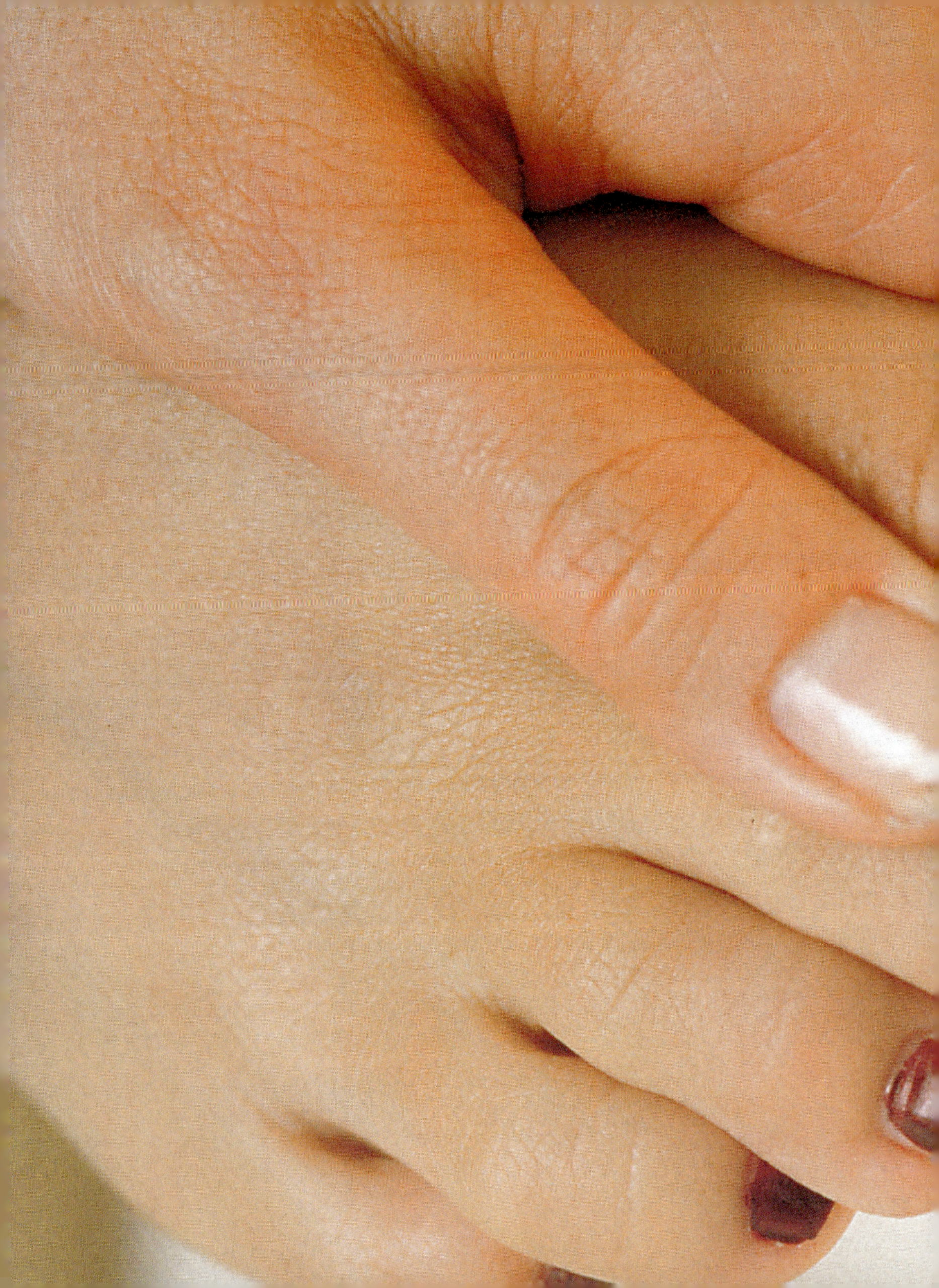

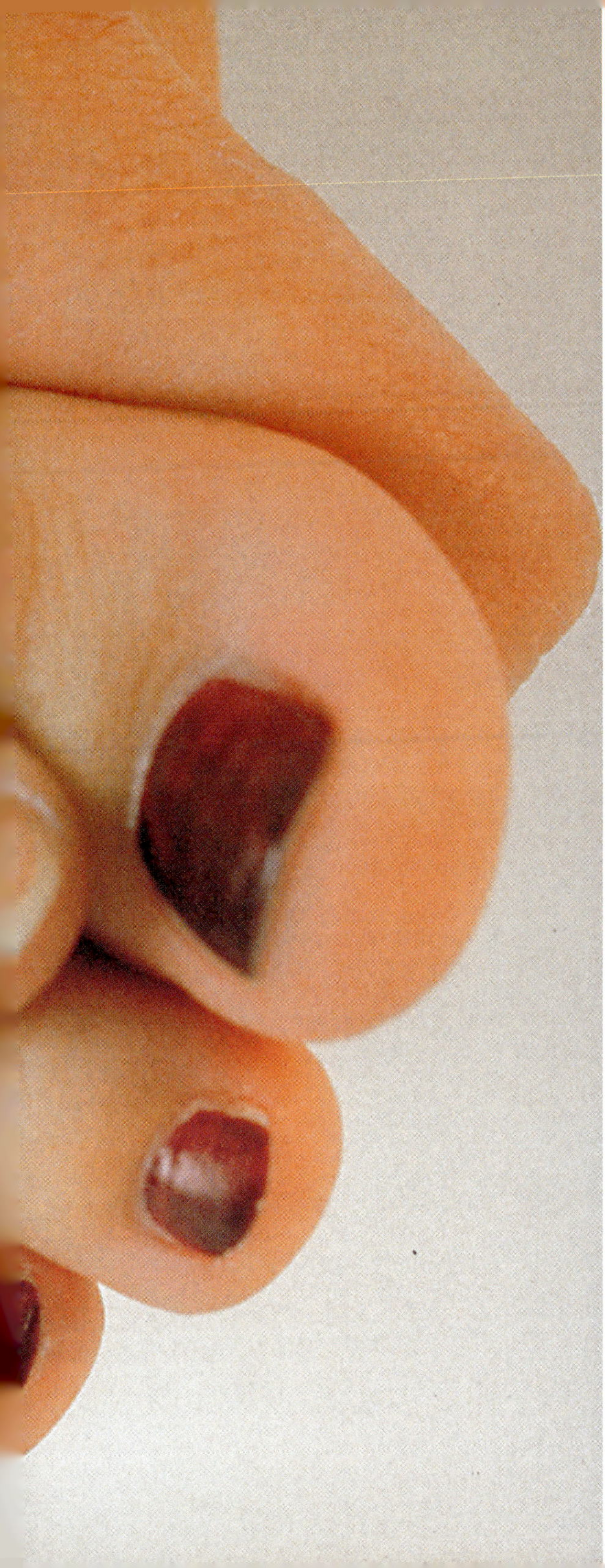

5

Anwendungsübungen für jeden Tag

Anwendung ist die wichtigste aller Übungen. Die zwölf Übungen des Basis-Programms haben Sie Schritt für Schritt in die Geheimnisse gesunder Füße eingeführt. Jetzt geht es um die aktive Umsetzung im Alltag. Erst wenn das Training für gesunde Füße regelmäßig absolviert wird, entfalten die Übungen ihre positive Wirkung.

Auf den folgenden Seiten finden Sie eine Fülle wirksamer Vorschläge, um Ihre Füße Tag für Tag in Topform zu bringen.

5 Anwendungsübungen

Integration: Anwendung hat Priorität

Wer fleißig übt, ohne das Gelernte in die täglichen Bewegungen einzubauen, hat kaum Aussicht auf Erfolg. Es ist wie mit einer Fremdsprache, die Sie nicht anwenden können: Sie ist im Kopf, aber die Gespräche fehlen. Wenden Sie alles Gelernte an. Der Alltag ist das beste Training. Anfangs müssen Sie natürlich einiges lernen, wieder wie bei der Fremdsprache: Zuerst ist „Vokabeln" lernen angesagt. Aber schon bald geht es in die alltägliche Konversation. „Blitzübungen" sorgen für die nötige Automatisierung und das tägliche Training ohne zusätzlichen Zeitaufwand.

Das individuelle Anforderungsprofil an die Füße ist sehr unterschiedlich. Denken Sie an den Briefträger, die Verkäuferin. An den Büromenschen, der ewig vor dem Computer hockt. An den 75-jährigen Läufer, der sich auf den nächsten Veteranen-Marathon vorbereitet. An das Top-Modell, das den ganzen Tag in engen Modeschuhen herumschreitet. Entscheidend ist, das Einmaleins gesunder Füße im Alltag umzusetzen – im Stehen, Sitzen, Gehen und Laufen, barfuß und in Schuhen. Egal wie das Alltagsleben Ihrer Füße aussieht, Qualität entscheidet! Richtig dosierte und qualitativ hochwertige Belastung macht Ihre Füße stark. Fehlbelastung schwächt die Füße und macht sie krank. Erwecken Sie Ihre Füße zu neuem Leben: durch anatomisch richtige Belastung im Alltag.

Überblick

Alltagstraining

- Im Sitzen
- Im Stehen
- Beim Gehen
- Beim Treppensteigen

Füße unterwegs

Ziel: Füße im Alltag richtig belasten. Verbesserte Selbstkontrolle im Alltag.

Übung: Bei jedem Klingeln stellen Sie Ihren Füßen unmittelbar eine dieser Fragen:

- Fersen gerade?
- Spiraliges Längsgewölbe spürbar?
- Vorfuß mit C-Bogen?
- Zehen entspannt?
- Knie geradeaus?
- Unterer Rücken lang und entspannt?

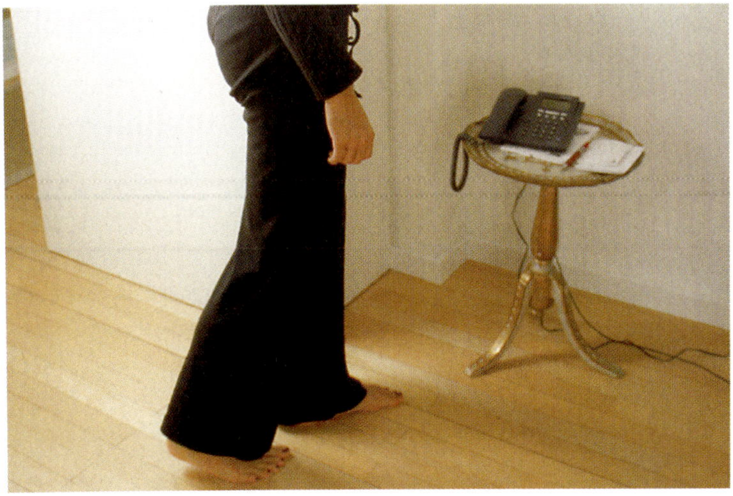

◀ **Gut zu Fuß:** Beispielsweise wenn es klingelt! Erfühlen und korrigieren Sie bei jedem Klingeln reflexartig Ihre Füße: Fersen gerade, Vorfuß aktiv usw. Mit etwas Übung geht es ‚automatisch' – wie von alleine.

Variation: Einfach ist die Selbstkontrolle im Sitzen oder Stehen. Schwieriger wird es in der Dynamik, beispielsweise beim Gehen. Klingelt es mitten in komplexen Bewegungsabläufen, konzentrieren Sie sich auf einzelne Merkpunkte.

Achtung: Lassen Sie sich von Telefon und Glocke an die Übung erinnern. Üben Sie je einen Merkpunkt pro Woche. Jeder dieser Merkpunkte hat seine charakteristischen Fehlerquellen:

- Ferse knickt nach innen (selten nach außen)
- Spiralschraubung fehlt (selten zu stark)
- C-Bogen fehlt, Stempelkissen-Vorfuß
- Krallenzehen, Zehen verspannt
- Knie dreht nach innen (selten nach außen)
- Hohlkreuz, verspannte Rückenmuskulatur

Überblick

Kontrollpunkte

- Ferse
- Spiralgewölbe
- C-Bogen
- Zehen
- Knie
- Kreuz

5 Anwendungsübungen

Ständiges Stehen: Standhaft und leichtfüßig

Friseure, Verkäufer und Museumswärter haben etwas gemeinsam: Sie stehen den ganzen Tag auf den Füßen. Der Dauersteh-Stress führt zu einem bleiernen Schweregefühl – schleichendes Gift selbst für gesunde Füße: Das Blut sackt in den Venen nach unten, die Muskeln erstarren in Tatenlosigkeit, die Gelenke werden einseitig belastet, der Knochenstoffwechsel erlahmt, die Nerven schlafen ein. Kurzum: Den Füßen fehlt das Lebenselixier „Bewegung". Der menschliche Fuß ist für lange Wanderschaft gebaut, nicht für langes Stehen. In der Tierwelt hat die Evolution eigens Steh- und Stelzbeine erschaffen – wie etwa bei Dauer-Steh-Profis wie Flamingos oder Störchen.

Entlastung: Bewegung macht den Füßen Beine

Hauptsache Bewegung. Fast alles ist erlaubt, nur Stillstehen ist tabu. Museumswärter im Walzertakt oder Friseure im Laufschritt muten allerdings komisch an. Der springende Punkt ist Ihre Kreativität: Kurze Gangstrecken einbauen, linken und rechten Fuß abwechslungsweise belasten, zwischendurch sitzen, kurz auf und ab wippen, einen Fuß auf einem Podest abstellen. Begleiten Sie den Kunden bis zum Ausgang, benutzen Sie die Treppe statt den Lift. Mausern Sie sich zum begeisterten Botengänger, besprechen Sie das Dauersteh-Problem mit Kolleginnen, unterbreiten Sie dem oder der Vorgesetzten einen konkreten Vorschlag usw.

Überblick

Gehen statt stehen

- Auf Rolltreppen gehen
- Extra Botengänge machen
- Treppe statt Lift nutzen
- Arbeitsweg zu Fuß gehen
- Entferntes WC aufsuchen

Dynamisches Stehen

Ziel: Die Kunst des „dynamischen Stehens". Abwechslung wider den grauen Steh-Alltag. Eigenverantwortliche Umsetzung der Übungs-Checkliste „Dynamisches Stehen".

Übung: Die Checkliste umfasst sechs Punkte. Die Punkte 1 bis 3 sorgen für dynamische Intermezzos nach dem Motto „lieber Gehen statt Stehen". Die Punkte 4 bis 6 fokussieren auf eine subtile

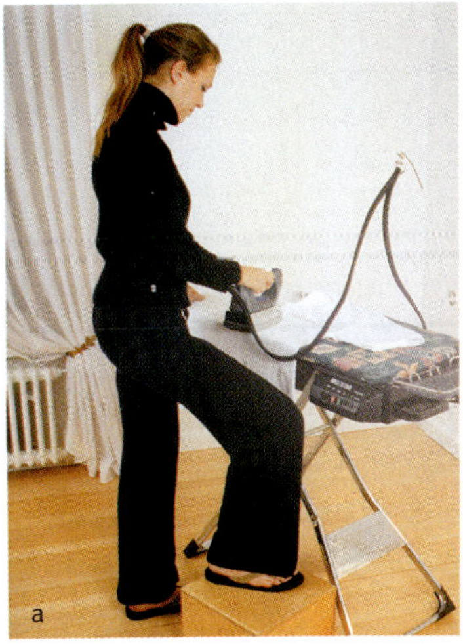
a

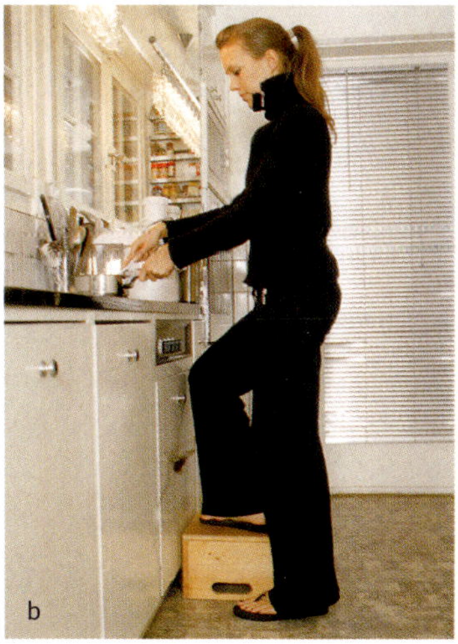
b

◀ **Clevere Entlastungshaltung:**
Einen Fuß zirka 30 cm erhöht platzieren, a) beim Bügeln, b) in der Küche. Laufend die Seite links/rechts abwechseln.

„Dynamisierung des Stehens“. Schaffen Sie sich zu jedem Punkt mindestens drei konkrete Anwendungsmöglichkeiten. Aufschreiben und gleich umsetzen:

- Gehen statt Stehen (z. B. Rolltreppe im Kaufhaus)
- Extra-Bewegung (z. B. Botengänge)
- Treppen nutzen (z. B. statt Aufzüge)
- Muskelpumpe aktivieren (z. B. Wippen, Treten am Ort)
- Gewichtsverlagerung (z. B. links/rechts abwechseln)
- Entlastungshaltung (z. B. ein Fuß auf Podest; Stehhocker)

Variation: Der eigenen Fantasie sind keine Grenzen gesetzt. Stange, Podest, Sockel genügen, um einen Fuß bequem höher zu stellen und so Bein und Rücken gezielt zu entlasten. Asymmetrische Stellungen mit häufigem Links-Rechts-Wechsel aktivieren die Muskelpumpe im Fuß.

Achtung: Der häufigste Fehler besteht darin, die eingefahrenen Steh-Gewohnheiten nicht zu ändern. Wenn Sie nichts ändern, bleibt alles, wie es ist. Auch für Ihre vernachlässigten Füße. Dynamisches Stehen ist schon fast ein Muss für alle Stehberufe – und eine Wohltat für Füße und Venen.

Überblick

Übungen beim Stehen
- Auf und ab wippen
- Zehenraupen machen
- Ein Bein erhöhen
- Beinmuskeln anspannen
- Gewicht nach links und rechts verlagern

Ständiges Sitzen: Bandscheiben wie Pudding

Die Bandscheiben besitzen im Inneren einen gallertartig weichen Kern, dessen Konsistenz an Pudding erinnert. Und er verhält sich auch so. Ohne Bewegung wird der Gallertkern zäh. Nach längerem Sitzen wird die Wirbelsäule steif und unbeweglich, als hätten Sie einen krummen Stock verschluckt. Erst durch Bewegung werden die Bandscheiben wieder geschmeidig. Jetzt kann sich die Wirbelsäule in ihrer Form den Bewegungen anpassen. Analoges gilt für den Hüft-, Knie- und Fußgelenkknorpel: Ohne rhythmische Belastung rostet alles ein. Das Blut sackt nach unten, die Muskelpumpe fehlt. Kurzum: Statisches Sitzen belastet Wirbelsäule, Beine, Füße und den gesamten Organismus.

Aktiv sitzen statt still sitzen

Was für das Stehen gilt, gilt selbstverständlich auch für das Sitzen. Fast alles ist erlaubt, nur Stillsitzen ist tabu. Gefragt ist wiederum Ihre Kreativität: Zwischendurch ein paar Schritte tun, zur Begrüßung von Kollegen aufstehen, das Telefon auf den Nebentisch stellen, unter dem Tisch mit den Füßen an Ort und Stelle laufen, Muskeln rhythmisch anspannen und loslassen. Oder ein Ballkissen? Die sanfte Bewegungsmassage von Becken, Wirbelsäule und Hüftgelenken ist sehr wohltuend. Eventuell ist gar ein modernes Sitz-Steh-Pult angesagt. Damit können Sie Ihre Position laufend wechseln. Da freuen sich beide – Wirbelsäule und Füße.

Überblick

Aufstehen

- Zur Begrüßung
- Zum Telefonieren
- Zwischendurch
- Zum Nachdenken
- Zum Arbeiten am Stehpult

Dynamisches Sitzen

Ziel: Nie mehr ruhig sitzen! Zumindest nicht im Büroalltag. Eigenverantwortliches Umsetzen der Übungs-Checkliste.

Übung: Hilfsmittel: Stuhl, Sitzball, Sitzkissen, eventuell Stehpult. Die Checkliste umfasst neun Punkte. Die Punkte 1 bis 3 sorgen für dynamische Intermezzos unter dem Motto „lieber aufstehen statt sitzen bleiben". Die Punkte 4 bis 9 fokussieren auf eine subtile

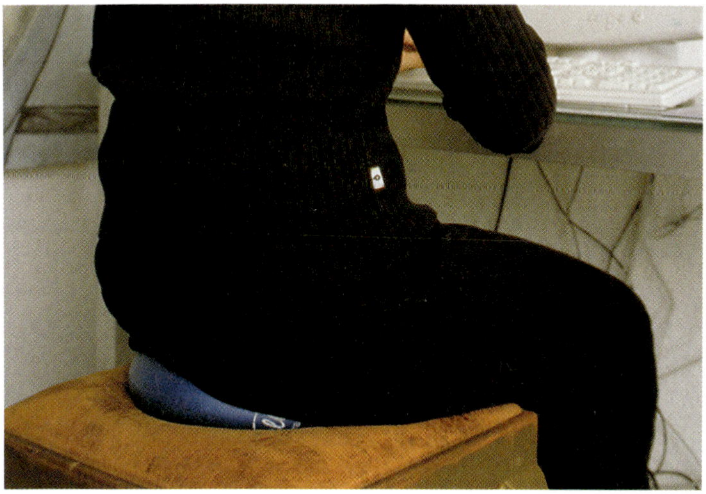

◀ **Aktives Sitzen, hier auf einem Sitzball.** Sitzbeinhöcker rechts gut auf der Sitzfläche verankern, Becken kippt leicht nach rechts, tiefe Bauchmuskeln aktivieren, Wirbelsäule strecken. Seitenwechsel.

„Dynamisierung des Sitzens". Finden Sie zu jedem Punkt mindestens drei konkrete Anwendungsmöglichkeiten. Aufschreiben und gleich umsetzen:

- Aufstehen (z. B. Begrüßung)
- Gehen statt Sitzen (z. B. Telefonieren)
- Bewegte Pausen (z. B. kurze Dehnübung vor dem Kaffee)
- Beckenboden aktivieren (z. B. tief einatmen)
- Gewichtsverlagerung (z. B. Sitzkissen, Sitzball)
- Entlastungshaltung (z. B. Sitzposition ändern)
- Beine abwechselnd strecken
- Füße an Ort und Stelle durchtreten
- Füße kraftvoll in den Ballenstand

Achtung: Der häufigste Fehler besteht wie bei den Geh-Gewohnheiten darin, die Sitz-Gewohnheiten nicht zu ändern, einfach alles beim Alten zu lassen. Wer nichts ändert, bekommt mehr von dem, was er schon hat: Fuß-, Bein- oder Rückenbeschwerden.

Überblick

Sitztraining

- Sitzball, Sitzkissen verwenden
- Positionswechsel
- Muskeln kurz anspannen
- Beckenbewegungen machen

5 Anwendungsübungen

Gehen: Gangzyklus mit Rhythmus

Gehen ist rhythmische Bewegung. Jeder „Gangzyklus" beginnt mit dem geraden Aufsetzen der Ferse. Das natürliche Fußsohlenpolster mit spiralförmiger Unterteilung dämpft den Aufprall. Beleben Sie Ihren Vorfuß: Beim Aufsetzen erfüllt die tiefe Ballenmuskulatur diese Aufgabe. Einmal gerade und sicher auf dem Boden aufgesetzt, wird der Fuß sukzessive belastet. Das Gewölbe bleibt dabei in sich verschraubt, die Keilbeine garantieren die notwendige Belastungsstabilität. Jetzt folgt das Abrollen: Die Muskeln und Sehnenplatten in der Tiefe der Fußsohle geraten wie elastische Gummibänder unter Zug – rund 100-mal mehr als im Stehen. Die gespeicherte Energie wird beim Abstoßen wieder frei, sicht- und spürbar als kräftiger Vorfußimpuls im Moment des Abstoßens. Das funktionelle Abrollen erfolgt über die Großzehe.

Hippokrates: Gehen ist die beste Medizin

Ein Drittel aller Menschen ist so gut wie nie körperlich aktiv. Der moderne Mensch sitzt den ganzen Tag auf dem Sessel – im Büro, im Auto und vor dem Fernseher. Bereits jedes zweite Kind leidet unter Bewegungsmangel. 80 Prozent des Herzinfarktrisikos und 90 Prozent des Altersdiabetes gehen auf das Konto „ungesunder Lebensstil" mit Bewegungsmangel, falscher Ernährung, Rauchen und Übergewicht. Bewegungsmangel ist für die Gesundheit der Super-GAU. Gehen ist die beste Medizin. Täglich eine halbe Stunde. 700 Muskeln und 100 Gelenke werden dabei bewegt. Die Software ist angeboren.

Überblick

Bewegung schützt vor

- Herzinfarkt
- Diabetes
- Hohem Blutdruck
- Übergewicht
- Osteoporose
- Krebs
- Depression
- Schmerzen

Zeitlupen-Gehen

Ziel: Die Kunst des anatomisch richtigen Gehens. Richtige Belastung von A wie Achillessehne bis Z wie Zehenspitzen.

Übung: Gehen Sie in Zeitlupe. Konzentrieren Sie sich auf einen der Lerninhalte 1 bis 4. Übertragen Sie das neue Körperbewusstsein ins alltägliche Gehen. Die vier Checkpunkte spiegeln die vier

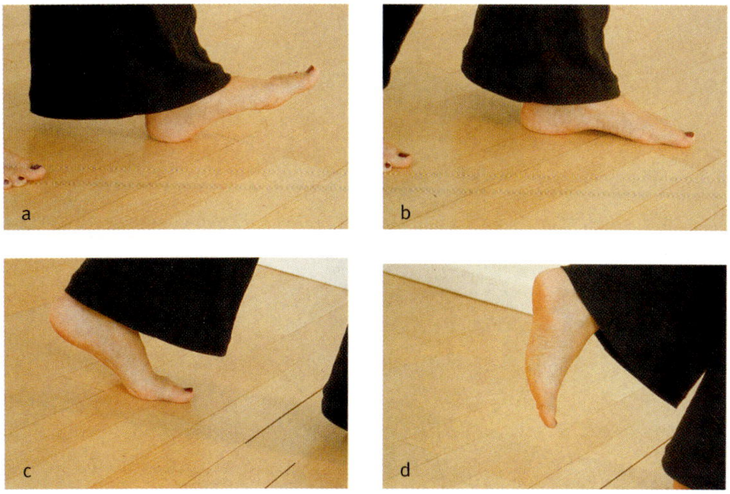

◀ **Die Kunst des Gehens:** Die vier Phasen a) Ferse aufsetzen, b) belasten, c) abrollen und d) abstoßen.

Hauptphasen beim Abrollen – vom Aufsetzen der Ferse bis zum Abstoßen der Zehenspitzen:

- Bodenkontakt: Ferse weich und gerade aufsetzen, die Vorfuß-Ballenmuskulatur zum Abfedern bereit
- Belastung: Ferse gerade, Gewölbe stabil, Knie geradeaus, unterer Rücken lang
- Abrollen: Vorfuß – Ferse – Knie in einer Linie, Leiste offen
- Abstoßen: Vorfuß-Impuls; nach dem Abstoßen bleiben die Zehen entspannt

Variation: Die vier Lerninhalte lassen sich im Alltag integrieren.

Achtung: Jede der vier Phasen hat ihre charakteristischen Herausforderungen:

- Bodenkontakt: Harter und ungedämpfter Aufprall auf dem Boden, Ferse kippt nach innen (selten nach außen)
- Belastung: Ferse knickt nach innen (selten nach außen); Knie dreht nach innen (selten nach außen)
- Abrollen: Becken kippt vor, Hohlkreuz; Leiste bleibt geschlossen
- Abstoßen: Vorfußimpuls fehlt, Zehen verspannt und überstreckt

Überblick

Gehen

- Ferse: Lot
- Gewölbe: Spirale
- Vorfuß: Impuls
- Zehen: Entspannt
- Knie: Geradeaus
- Abrollen: Welle

5 Anwendungsübungen

Walking: Den Füßen Beine machen

Walking bedeutet flottes Gehen mit betontem Armeinsatz. Dabei bleibt ein Fuß stets im Kontakt mit dem Boden. Das ist gelenkschonend und macht Walking zur sichersten und beliebten Sportart der Gegenwart. Insgesamt werden 100 Gelenke und 700 Muskeln bewegt. Herz-Kreislauf, Atmung und Stoffwechsel kommen auf Touren.

Wie fit sind Sie?

Gehen Sie zügig und gleichmäßig eine zwei Kilometer lange Strecke. Aber Vorsicht: Mangelnde Fitness darf nicht mit Ehrgeiz kompensiert werden. Um psychisches Durchhaltevermögen von körperlicher Leistungsfähigkeit zu unterscheiden, ist die Pulskontrolle obligatorisch, am besten mittels Pulsmessgerät. Gemessen wird die Zeit, die Sie für die 2-Kilometer-Strecke benötigen und die Pulsfrequenz unmittelbar nach dem Test.

Zügiges Gehen bietet speziell für ältere Menschen ein effizientes und sicheres Training. Regelmäßiges Walking verbessert die Leistungsfähigkeit und ist die perfekte Möglichkeit, mit Gleichgesinnten zusammenzukommen[11]: Der Hauptnutzen liegt in der Erhaltung der Selbstständigkeit.

Bei vorhandenen Risikofaktoren sollten Sie vor dem 2-Kilometer-Test unbedingt einen Arzt aufsuchen. Er wird die Risiken abschätzen und notwendige Abklärungen zu Ihrer Sicherheit vornehmen.

Überblick

Arztbesuch obligatorisch

- Alter über 40
- Blutdruck über 140/90
- BMI über 25
- Taille in cm über 102 (m) 88 (f)
- Mehr als 5 Zigaretten pro Tag
- Ernährung: zu wenig Ballaststoffe
- Blutfettwerte: erhöht

Altersabhängige Normzeiten 2-km-Walkingtest

Alter	Männer min. sec.		Frauen min. sec.		Idealer Testpuls = 80% der max. Herzfrequenz
20	13:45	15:15	15:45	17:15	160
30	14:15	15:45	16:00	17:30	152
40	14:45	16:15	16:15	17:45	144
50	15:15	16:45	16:30	18:00	136
60	15:45	17:45	16:45	18:15	128
70	16:45	18:15	17:15	18:45	120

Die Gehgeschwindigkeit für diese Normwerte reichen von 6,4 km/h bis 9,3 km/h

ABC für Einsteiger

Ziel: Sicherer Einstieg, sorgfältiger Trainingsaufbau. Dazu gehören gute Schuhe und atmungsaktive Kleider. Eine Pulskontrolle mittels Pulsuhr ist sinnvoll, Gehstöcke je nach Terrain.

Übung: Marschieren Sie nach alter Großväter Sitte los. Am besten auf einer bekannten flachen Strecke. Pulskontrolle nicht vergessen! Die Formel zur Berechung der maximalen Herzfrequenz lautet 220 minus Alter. Das ergibt 200/min für den 20-Jährigen, 160/min für den 60-Jährigen. Die optimale Herzfrequenz für den Trainingsaufbau liegt bei 60–80 % der maximalen Herzfrequenz. Für einen untrainierten 60-jährigen Senioren beispielsweise lautet die Formel: Optimale Startfrequenz = 60 Prozent der maximalen Herzfrequenz = (220–60) x 60 % = 96 Pulsschläge pro Minute. Aufgepasst: Die meisten Menschen trainieren mit zu hohem Puls!

30 Minuten täglich – ein Leben lang – sorgen für Wohlgefühl, Vitalität und besseres Aussehen. So schützen Sie sich vor Herzinfarkt, Diabetes, Krebs und Depression.

Walking-Einstieg

Junge und Könner	Woche 1–4	Woche 5–8	Woche 9–12
Trainingseinheiten pro Woche	2–3	3–4	4–7
Minuten pro Einheit	30–45	45–60	> 60
Optimale Herzfrequenz*	60–75 %	75–80 %	75–80 %
Jüngere und Fortgeschrittene	**Woche 1–4**	**Woche 5–8**	**Woche 9–12**
Trainingseinheiten pro Woche	2–3	3–4	3–5
Minuten pro Einheit	20–45	30–45	45–60
Optimale Herzfrequenz*	60–75 %	60–75 %	75 %
Senioren, Leistungsschwächere, Anfänger	**Woche 1–4**	**Woche 5–8**	**Woche 9–12**
Trainingseinheiten pro Woche	2	2-3	3-4
Minuten pro Einheit	15–30	30–45	30–60
Optimale Herzfrequenz*	60 %	60–70 %	65–75 %

Überblick

Typische Pulsfrequenz

- Spaziergang: 50 % *
- Gesundheitsgehen: 60 % *
- Fettverbrennung: 70 % *
- Herz-Kreislauf-Training: 80 % *
- Leistungstraining: 90 % *

* der maximalen Herzfrequenz (= 220 minus Alter)

5 Anwendungsübungen

Jogging: Natürlich und gesund

Das Jogging-Fieber schwappte wie so vieles andere (denken Sie nur an Aerobic) Ende der 70er-Jahre von den USA auf Europa über. Trimm-dich-Pfade in Deutschland und Vita-Parcours in der Schweiz luden zum lockeren Traben ein. Die Gründe für die hohe Popularität und die rasche Verbreitung des Joggens: Laufen ist natürlich, kostengünstig und fast überall möglich. Ein paar Grundregeln, ein Paar Laufschuhe – und schon geht es los. Zudem setzt Laufen an den drei wichtigsten Risiken der modernen Zivilisationsgesellschaft an: Joggen verbrennt Fett, senkt den Blutdruck und reduziert die Lust auf den blauen Dunst. Alle positiven Gesundheitseffekte des Walkings gelten sinngemäß auch für das Jogging.

Laufschäden: Die Kehrseite der Medaille

Verletzungen und chronische Überlastungen stellen die Schattenseite des Gesundheitssports dar. Angesichts der ständigen Wiederholung der immer gleichen Bewegung kein Wunder! Jeder zweite Marathon-Läufer berichtet von Problemen. Gesundheitsjoggern ergeht es nicht viel besser[21]. Bei 25 Laufkilometern pro Woche scheint die Verträglichkeitsgrenze zu liegen. Mehr Wochenkilometer bedeuten auch mehr Verletzungen. Die Mehrzahl der Beschwerden ist auf Fehlbelastung und Trainingsfehler zurückzuführen.

Überblick

Laufsport-Probleme

- Junioren: Ermüdungsbrüche, Knochenhaut
- Senioren: Sehnen, Muskeln
- Sprinter: Sehnen, Muskeln
- Mittelstrecken: Rücken, Hüften
- Marathon: Fußprobleme

Bewegung tut gut – egal ob Walking oder Jogging, CardioGlider oder CrossWalker, Skaten oder Biken. Hauptsache Bewegung und Bewegungsqualität.

Aller Anfang ist leicht

Rund zehn Prozent der Bevölkerung trainieren regelmäßig, 90 Prozent lassen sich von erfolgslahmen Kampagnen berieseln. Bewegung beginnt im Kopf. Im eigenen. Sie „müssen" nicht, Sie „können"!

Ziel: Sicherer Einstieg und sorgfältiger Trainingsaufbau sind oberstes Ziel. Nach dem Motto „können" statt „müssen". Gute Laufschuhe, atmungsaktive Kleider und Pulskontrolle gehören zur Sicherheitsausrüstung. Risikofaktoren und Arztbesuch (S. 82).

Übung: Aller Anfang ist leicht. Muss leicht sein! Der menschliche Organismus braucht Monate, um sich an neue Belastungen zu gewöhnen. Laufen Sie langsam, nicht zu lange und möglichst auf ebener Strecke. Steigern Sie Ihr Laufpensum langsam. Gewöhnen Sie Ihren Körper „laufend" an das Laufen, indem Sie die ersten drei Wochen zwischen Gehen und Joggen wechseln.

- 1. Woche: 1 Min. Gehen, 1 Min. Joggen (15 Min., 2–3 pro Woche)
- 2. Wo.: 2 Min. Joggen und 1 Min. Gehen (15 Min., 2–3 pro Wo.)
- 3. Wo.: 3 Min. Joggen und 1 Min. Gehen (15 Min., 2–3 pro Wo.)
- Ab 6. Woche: Gehpausen verkürzen; Trainingszeit verlängern
- 8–12. Wo.: Joggen ohne Gehpausen (3-mal 30 Min. die Woche)

Checkliste Sicherheit

Arztbesuch	Kriterium: Alter über 40, Wiedereinsteiger, bekannte Risikofaktoren (S. 82)
Erstes Training	Gehen Sie es besonders ruhig an
Lauftechnik	Füße weich aufsetzen, Arme pendeln, frei atmen, aufgerichtet joggen
Atemkontrolle	Das Sprechen ganzer Sätze bleibt möglich
Pulskontrolle	60–80 % der maximalen Herzfrequenz (220 minus Alter)
Hautblasen	Schuhgröße und Passform, Qualität der Strümpfe, Fußhygiene
Muskelkater	Trainingsmangel, neues Terrain, neue Schuhe
Seitenstechen	Zu wenig Aufwärmen; Essen/Trinken direkt vor dem Joggen
Muskelkrämpfe	Kälte, alte Verletzungen, Überanstrengung, zu wenig getrunken
Muskel-, Sehnen- und Gelenkschmerz	beginnende Überlastung, Fehlbelastung

Überblick

Laufschäden durch

- Übertraining
- Trainingswechsel
- Terrainwechsel
- Unbewegliche Hüften
- Straffe Beinmuskeln
- Knick-, Platt-, Hohlfüße
- O-Beine, X-Beine, Becken schief

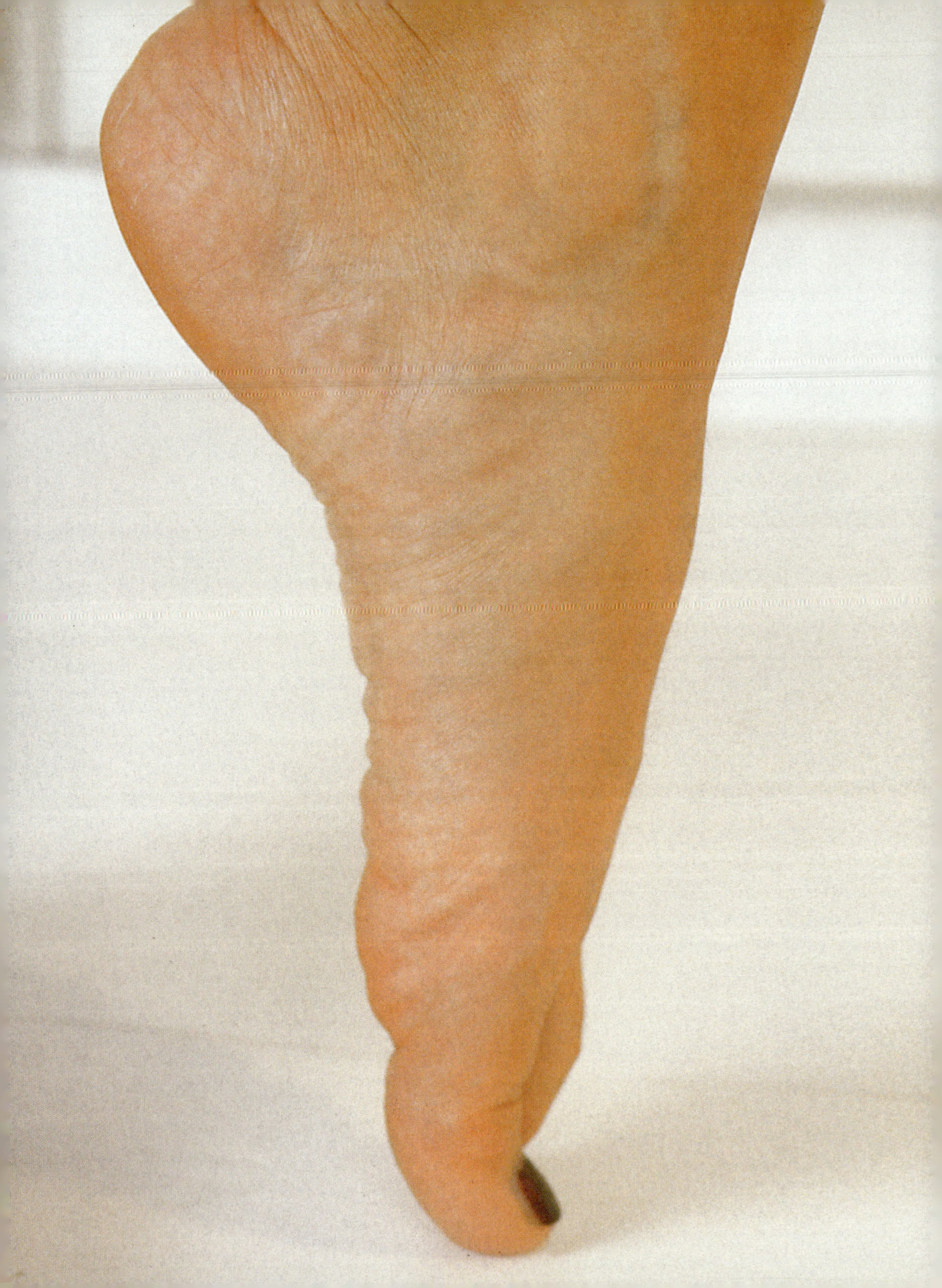

6

Spezialübungen: Lösungen für wichtige Fußprobleme

Eine gezielte Frage verlangt nach einer gezielten Antwort. Ein spezifisches Problem nach einer spezifischen Lösung. Im folgenden Kapitel finden Sie zwölf wichtige Fußprobleme und Übungen, die Ihnen helfen, Ihre Beschwerden in den Griff zu bekommen: von Knick- und Spreizfuß über Hallux bis zu Fersensporn, Krallenzehen, Arthrose und Fußpilz.

Bevor Sie allerdings mit den Spezialübungen beginnen, ist es ratsam, die Basisübungen von Grund auf „verinnerlicht" und die konkrete Anwendung Tag für Tag erfolgreich umgesetzt zu haben.

▶ **Knickfuß:**
a) Klassischer Knickfuß mit nach innen gekippter Ferse und bogenförmigem Verlauf der Achillessehne. b) Innen belasteter Fußabdruck

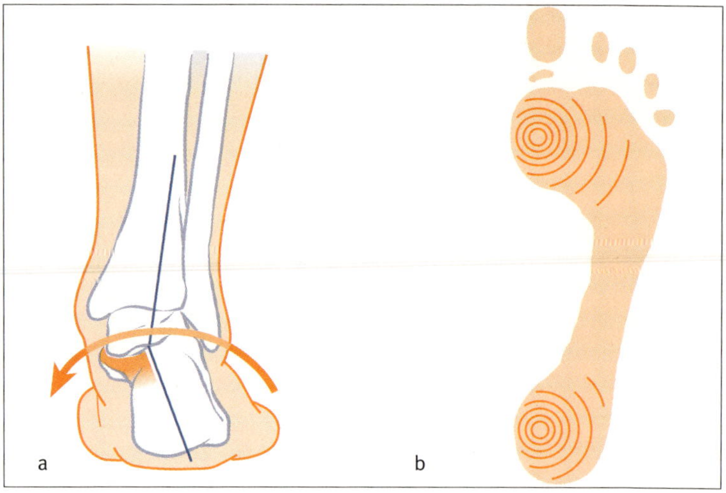

Knickfuß & Co.: Schiefes Fundament

Der scheinbar harmlose Knickfuß steht meist am Anfang einer Kette von Fußproblemen. Beim Gehen und Laufen etwa verschärft sich der Achsenknick im Fundament in dramatischem Ausmaß: Aus fünf Grad Fehlstellung können bedrohliche 20 Grad werden. Akute Verletzungen und chronische Überlastungen von Gelenken, Muskeln und Sehnen sind die Folge. Neue Studien räumen gründlich mit der Wunschvorstellung auf, dass sich Knickfüße bei Kindern von selbst zurechtwachsen[37]. Der Knick im Fundament verliert sich mit der Entwicklung vom Kleinkind zum Erwachsenen nicht automatisch.

Überblick
Anti-Knickfuß-Übungen
- Fersenbelastung (S. 48)
- Knickfuß (S. 35)
- Fersen-Lot (S. 61)
- Vierpunkte-Stand (S. 66)
- Fersen-Proprio (S. 70)
- Turmspringer (S. 89)

Sprunggelenk: Bandverletzungen

Bänderzerrungen und Bänderrisse des Sprunggelenks zählen zu den häufigsten Verletzungen überhaupt. Der Fuß kippt nach außen weg und schon ist das Malheur passiert. Beim Knickfuß hängen die Bänder erschlafft am Außenknöchel. Bei einem Misstritt haben sie der plötzlichen Auslenkbewegung nur wenig entgegenzusetzen. Das Fazit: Der Knickfuß gefährdet die Außenbänder. Die gerade Ferse stabilisiert und schützt durch aktive Muskulatur. Gerade Fersen sind ein erster Schritt zu gesunden Füßen. Dies gilt von Kindesbeinen an bis ins hohe Alter.

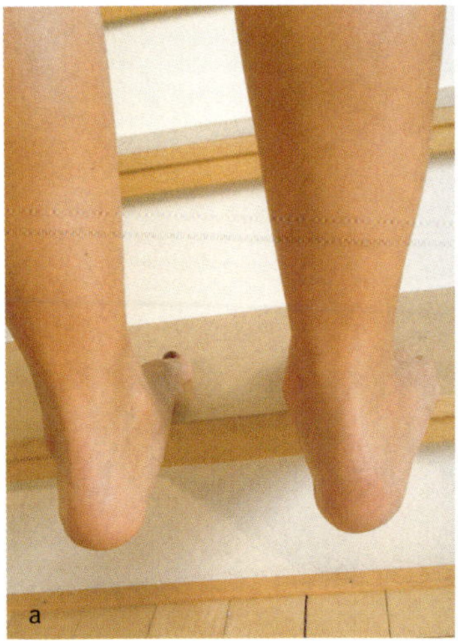

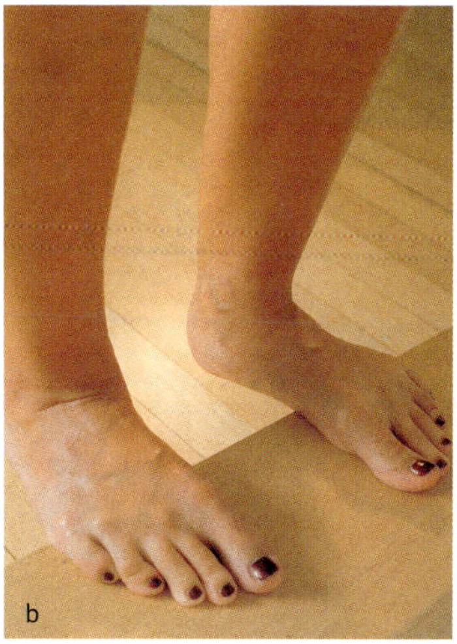

◀ Turmspringer: Das langsame Absenken der Fersen fördert a) die aktive Stabilisierung der Fersen, verlängert verkürzte Wadenmuskeln und fordert b) die tiefe Ballenmuskulatur im Vorfuß. Im Bild a) linke Ferse gerade, rechte Ferse nach innen geknickt

Sprunggelenk-Kräftigung: Turmspringer

Ziel: Aktive Stabilisierung der Ferse. Fördert Beweglichkeit und Stabilität der Sprunggelenke, kräftigt die tiefe Ballenmuskulatur und dehnt die Wadenmuskulatur.

Übung: Hilfsmittel: Unterste Treppenstufe, Geländer. Sie stehen mit beiden Vorfüßen stabil auf der untersten Treppenstufe. Beide Fersen ragen gerade und frei über die Stufe heraus, wie bei einem Turmspringer vor dem Absprung. Jetzt abwechselnd Fersen langsam senken und wieder heben – wie ein Aufzug. Aber aufgepasst: Nicht ganz bis nach oben in den Ballenstand, das würde Spreizfüße fördern! Die Wadenmuskulatur arbeitet spürbar. Die Fersen bleiben immer gerade, kein Einknicken nach innen, kein Wegknicken nach außen. 30 Wiederholungen, zweimal pro Tag.

Variation: 30 Sekunden freihändig stehen. Zur Dehnung der Wadenmuskulatur: 20 Wiederholungen, jeweils zehn Sekunden unten bleiben, dann Fersen wieder heben.

Achtung: Kontrollieren Sie die Fersenausrichtung mithilfe eines Spiegels oder bitten Sie jemanden darum, Ihre Fersen genau zu beobachten. Machen Sie während der Übung keine Krallenzehen. Betont wird das Absenken der Fersen.

Überblick

Turmspringer

- Anti-Knickfuß-Übung
- Fußlängsgewölbe-Aufbau
- Ideal bei Plattfüßen
- Kräftigt Ballenmuskulatur
- Stärkt die Sprunggelenke

▶ Fußlängsgewölbe: a) abgeflacht beim Knickplattfuß, b) erhöht beim Hohlfuß. Selbsthilfe beim Senkplattfuß bedeutet aktiven Gewölbeaufbau, beim Hohlfuß Muskelentspannung.

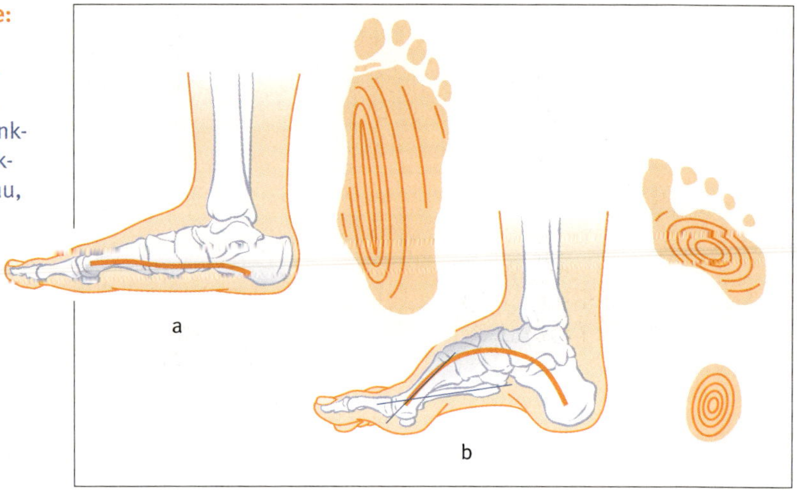

Senkplattfuß: Gewölbekollaps in Zeitlupe

Jeder fünfte Mensch steht auf Senkfüßen mit abgeflachtem Längsgewölbe. Ein richtiger Plattfuß, bei dem es zum Totalkollaps des Längsgewölbes kommt, ist eher selten. Die Keilbeine – normalerweise am Gewölbescheitel platziert – sinken dann bis auf den Boden ab. Beim Senkfuß ist die „Fußtaille" verbreitert, beim Plattfuß ist der Mittelfuß so breit wie der Vorfuß. Die wichtigsten Risikofaktoren sind chronische Fehlbelastung, familiäre Veranlagung, lockere Bänder, schwache Muskeln, zu frühes Tragen von Schuhen, Übergewicht und Extrembelastungen[24]. Als sensible Phasen für das Fußgewölbe gelten Kleinkindalter, Pubertät und das hohe Alter.

Überblick

Anti-Plattfuß-Übungen
- Fuß-Picasso (S. 64)
- Zehenraupen (S. 65)
- Sandalecken (S. 71)

Anti-Hohlfuß-Übungen
- Vierpunkte-Stand (S. 66)
- Raubkatzengang (S. 69)
- Fußwelle (S. 91)

Hohlfuß: Hoher Preis für hohen Rist

Der hohe Rist, ein ästhetisches Ideal, fordert seinen Tribut. Im Sport oder Tanz bedeutet die Diagnose „Hohlfuß" oft das Ende der Karriere. Beim Hohlfuß ist das Längsgewölbe überhöht und starr, der Fußabdruck zweigeteilt. Zur Erfüllung seiner komplexen Aufgaben ist der Fuß auf seine natürliche Elastizität angewiesen. Genau die geht beim Hohlfuß verloren, der Mittelfuß wird unbeweglich. Die Aufprallenergie am Boden kann nicht mehr richtig abgefedert werden. Drucküberlastung, Spreizfuß und Krallenzehen sind die Folge.

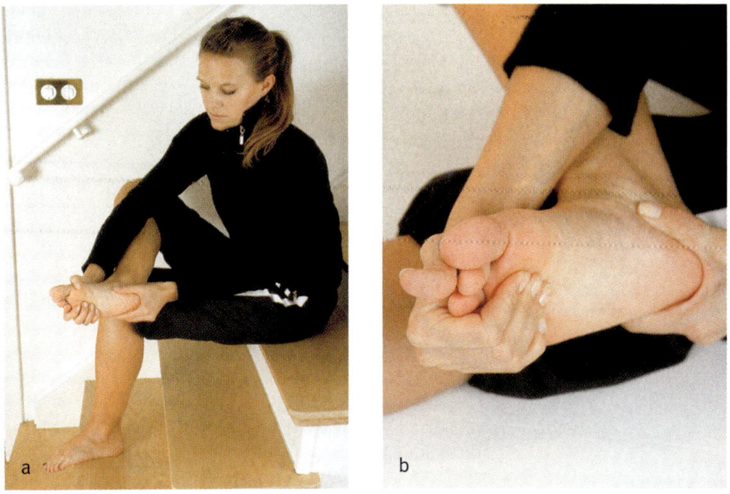

◀ **Fußwelle:** Die rhythmischen Wellenbewegungen durchwandern den Fuß von hinten nach vorn. Beim Senkplattfuß werden Gewölbeaufbau und Muskelanspannung betont, beim Hohlfuß Abflachung und Entspannung: a) Übersicht, b) Detail.

Regulation des Muskeltonus: Fußwelle

Ziel: Die Wellenbewegung in Längsrichtung des Fußes reguliert die Muskelspannung im Fuß. Die verkürzende Form stabilisiert das Gewölbe beim Senkplattfuß, die verlängernde Form mobilisiert den unbeweglichen Hohlfuß.

Übung: Umgreifen Sie mit einer Hand die Ferse, mit der anderen den Vorfuß. Den Fuß mit beiden Händen nach dem Naturvorbild der Helix leicht in sich spiralig schrauben (S. 62). Mit der Vorfußhand eine Wellenbewegung von hinten nach vorn in Längsrichtung des Fußes initiieren. Erste Phase: Die Welle baut sich auf, das Fußlängsgewölbe nimmt zu, die Fußsohlenmuskeln spannen sich an. Zweite Phase: Die Welle läuft nach vorn aus und verebbt in kompletter Entspanntheit aller Fußmuskeln. Dabei wird der Fuß mit beiden Händen sanft in die Länge gezogen. Beim Senkplattfuß wird die erste, beim Hohlfuß die zweite Phase betont. 30 Wiederholungen im Wohlfühlbereich, zweimal pro Tag.

Achtung: Kontrolle der Muskelspannung in der Fußsohle: Entspannen beim Hohlfuß, anspannen beim Senkplattfuß. Sprunggelenk im rechten Winkel, Zehen entspannt, keine Krallenzehen machen. Die Schultern bleiben locker.

Überblick

Fußwelle

- Reguliert den Muskeltonus
- Modifiziert die Gewölbehöhe
- Beim Gehen integrierbar
- Zwei Varianten: Platt- und Hohlfüße

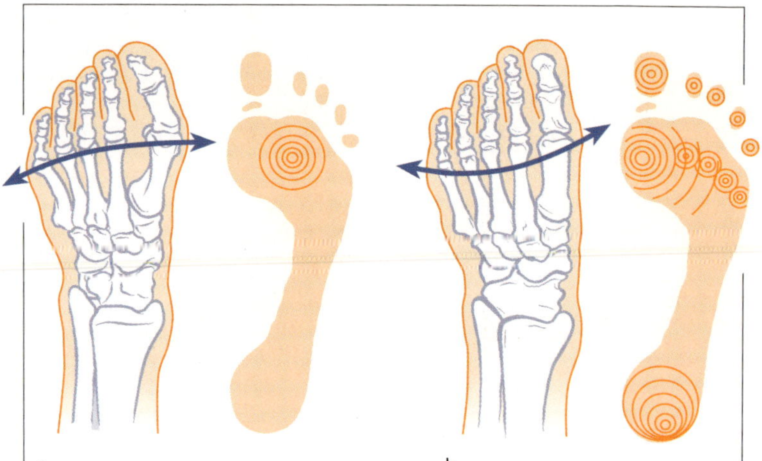

▶ Vorfußquergewölbe: a) klassischer Spreizfuß mit nach unten gedrücktem Quergewölbe und Zehenproblemen. Die feinen zwischen den Fußknöcheln verlaufenden Nerven werden mechanisch aufgerieben, entzündlich verdickt und schmerzhaft; b) normaler Vorfuß.

Spreizfuß & Co.: Füße auf den Felgen

Das Vorfußquergewölbe ist gespreizt und flach gewalzt. Das Körpergewicht steht auf ein paar wenigen Knochenpunkten. Chronische Drucküberlastung und Schmerzen sind die Folge. Das Ausmaß der Vorfußleiden nimmt in allen Altersklassen beängstigend zu: 20 Prozent der Kinder haben deformierte Vorfüße[12]. Im Seniorenalter leidet bald jede(r) Zweite an Spreizfüßen mit Krallenzehen. Risikofaktoren sind Veranlagung, Übergewicht, Beinachsenfehler, Knickfüße, unzweckmäßiges Schuhwerk. Hornhaut am Ballen, breiter werdende Vorfüße und diskrete Zehenverformungen sind die typischen Alarmzeichen des beginnenden Spreizfußes. Lassen Sie es nicht so weit kommen.

Überblick

Anti-Spreizfuß-Übungen & Co.

- C-Bogen (S. 63)
- Zehenraupen (S. 65)
- Marionette (S. 93)
- Sternensammler (S. 68)
- Turmspringer (S. 89)
- Einlagen (S. 128)

Morton: Nervenaufreibend!

Herr Morton hat es entdeckt: Zwischen den Fußknöcheln (S. 18) verlaufen feine Nerven. Mit der Aufspreizung im Vorfuß geraten diese „unter die Räder“. Die Fußknöchel wirken dabei wie Mühlsteine. Zuerst ist der Nerv schmerzhaft gereizt, der Arzt spricht von einer Morton-Neuralgie. Mit der Zeit wird der Nerv entzündlich verdickt, jetzt ist vom Morton-Neurom die Rede. Selbsthilfestrategie: Der funktionelle Wiederaufbau des Vorfußquergewölbes steht im Vordergrund.

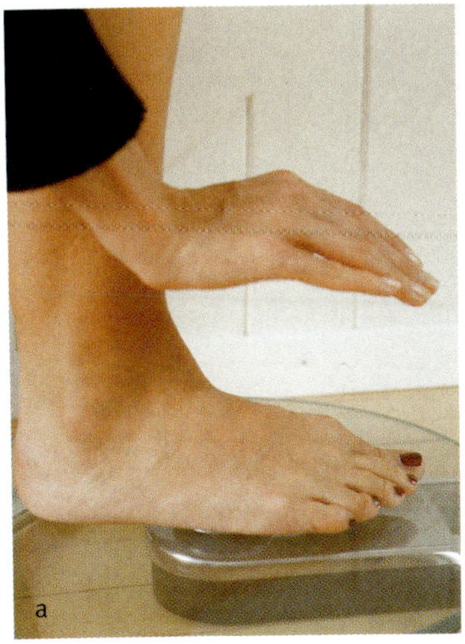
a

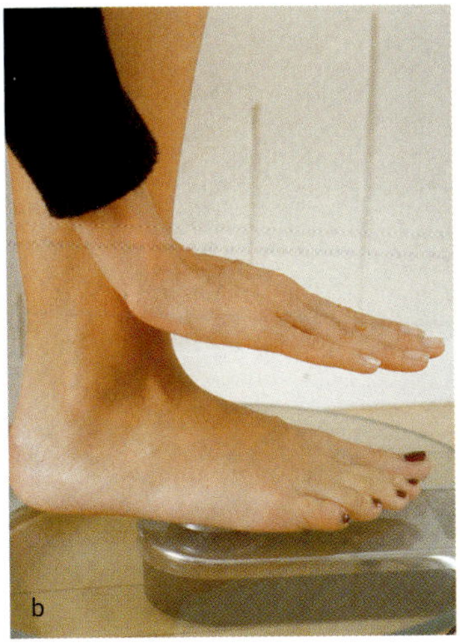
b

◀ **Marionette:**
Die Hand, wechselnd zwischen a) Kugelhand und b) Tellerhand, leitet den Vorfuß – wie mit unsichtbaren Fäden – zum rhythmischen a) Auf- und b) Abbau des Vorfußquergewölbes. Durch Gewichtsverlagerung wird das Vorfußquergewölbe belastet.

Anti-Spreizfuß: Marionette

Ziel: Aktiver Vorfuß, 30 Sekunden C-Bogen unter Teilbelastung, Kräftigung der tiefen Ballenmuskulatur.

Übung: Hilfsmittel: Personenwaage. Stellen Sie einen Fuß auf die Waage. Bauen Sie das Vorfußquergewölbe aktiv auf – wie in der Übung „Zehenraupen" (S. 65). Wichtig ist, dass Sie alle fünf Zehennägel sehen können. Die Hände können Sie zur Hilfe nehmen (C-Bogen S. 63). Quergewölbe jetzt im Sekundenrhythmus aufbauen und wieder loslassen. Die gleichseitige Hand – mal Kugelhand mal Tellerhand – macht Auf- und Abbaubewegung des Gewölbes phasensynchron mit. Die Hand führt das Vorfußquergewölbe sozusagen wie eine Marionette. 30 Sekunden pro Seite, 3–5 Wiederholungen.

Variation: Durch Gewichtsverlagerung wird die Druckbelastung auf den C-Bogen verstärkt, 30 Sekunden stabilisieren. Belastung von der Personenwaage ablesen.

Achtung: Keine Krallenzehen machen, Belastung in Kilogramm konstant halten. Behalten Sie Ihre fünf Zehen während der Übung stets im Auge. Im Alltag: Beim Treppen runter steigen auf einem aktiv stabilisierten Vorfußquergewölbe landen.

Überblick
Marionette
- Anti-Spreizfuß-Übung
- Begradigt Zehen und Großzehe
- Kräftigt Ballenmuskeln
- Dosierte Belastung
- Anwendbar auf der Treppe

▶ **a) Hallux valgus:** Die gesamte Vorfußstatik ist gestört, praktisch liegt ein Spreizfuß (1) vor, der erste Mittelfußknochen ist instabil (2) verankert, die Sesamknochen sind zur Kleinzehenseite hin verlagert (3).

b) Hallux rigidus: Arthrose im Großzehgrundgelenk mit ausgedünntem Gelenkknorpel und typischen Randzacken.

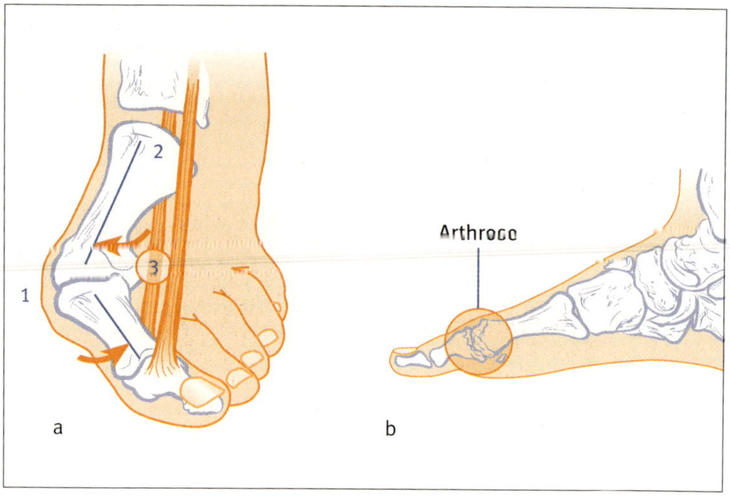

Hallux valgus: Großzeh auf Abwegen

Die stabile Verankerung der Großzehe ist eine evolutionsgeschichtliche Schwachstelle. Wird diese instabil, bildet sich der Hallux valgus aus. Hallux bedeutet Großzehe, valgus bedeutet X-Schiefstand. Vor allem Jugendliche und über 50-Jährige sind betroffen. Beim Jugendlichen steht die Veranlagung im Vordergrund. Beim 50-Jährigen sind es Ballenbildung und Arthrose. Frauen ab 50 mit Übergewicht, Bewegungsmangel und familiärer Veranlagung stellen eine besondere Risikogruppe dar[4].

Überblick

Anti-Hallux-Übungen

- C-Bogen (S. 63)
- Zehenraupen (S. 65)
- Marionette (S. 93)
- Fußdäumling (S. 95)
- Sternensammler (S. 68)

Hallux rigidus: Großzeh am Limit

Hallux rigidus bedeutet Arthrose im Großzehgrundgelenk. Die Einsteifung verläuft meist schleichend und ohne Schmerzen, typischerweise ab dem 40. Lebensjahr. Ein korrektes Abrollen über die Großzehe wird unmöglich. Der Fuß rollt seitlich ab und wird so fehl- und überbelastet. Risikofaktoren sind familiäre Veranlagung, Knickfüße und ein kurzer erster Mittelfußknochen. Unerkannte Bagatell-Verletzungen im Kindesalter gelten als Hauptursache. Die Selbsthilfe konzentriert sich auf die Erhaltung der Beweglichkeit im Großzehgrundgelenk und den Schutz vor ständiger Überlastung. Steife Schuhsohlen sind hier erlaubt und hilfreich.

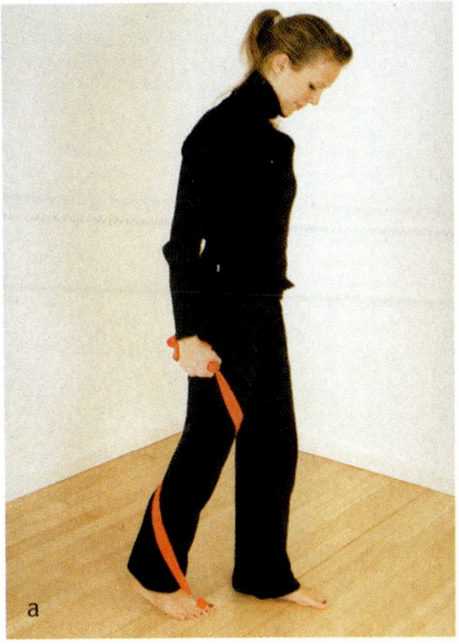

a

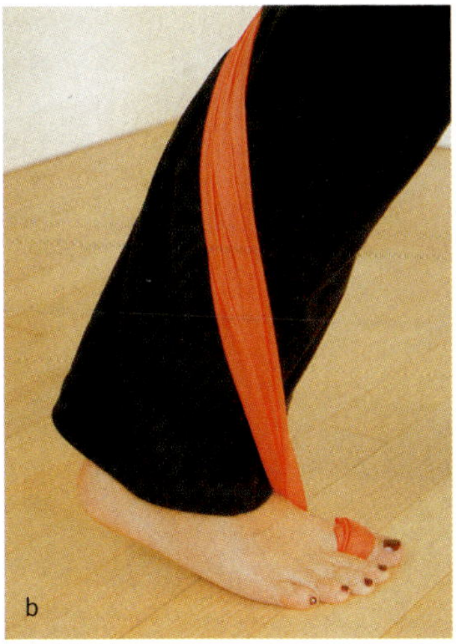

b

◀ **Fußdäumling:** Gehen in Zeitlupe mit angelegtem Theraband, entsprechend dem anatomischen Verlauf der Beinmuskeln. Die Großzehenachse wird aktiv stabilisiert. a) Übersicht, b) Detailaufnahme.

Anti-Hallux-valgus: Fußdäumling

Ziel: Aktive, achsengerechte Stabilisierung des Großzehenstrahls.

Übung: Wickeln Sie das Theraband von außen über die Großzehe, zwischen großer und zweiter Zehe unten durch und gleich noch mal rundherum. Das hält. Danach über den großen Zehenballen spiralförmig aufwärts. Das freie Ende mit der Hand auf Hüftgelenkhöhe straffen und festhalten. Jetzt Gehen in Zeitlupe: Ferse gerade aufsetzen, nicht nach innen einkippen. Vor dem Aufsetzen des Vorfußes wird dieser aktiv gegen den Rückfuß geschraubt, wie bei der Fußübung Picasso (S. 64). Klein- und Großzehengrundgelenk berühren den Boden gleichzeitig. Jetzt Vorfuß belasten, die tiefe Ballenmuskulatur arbeitet nachgebend und stoßdämpfend. Beim Abrollen bleibt der Vorfuß schlank, die Großzehe gerade. Beim Abstoßen Vorfußquergewölbe impulsartig und mit gerader Großzehe aufbauen, wie im Sternensammler (S. 68). Dauer 2–5 Minuten.

Achtung: Gerade von oben bis unten: Kniescheiben über der Vorfußmitte, Ferse im Lot, Abrollen über das Großzehgrundgelenk. Haben Sie Schwierigkeiten, die Großzehachse mit den eigenen Muskeln stabil zu halten, können Sie mittels Personenwaage („Marionette") (S. 93) ein dosiertes Kräftigungstraining durchführen.

Überblick

Fußdäumling

- Stabilisiert die Großzehe
- Kräftigt die Ballenmuskeln
- Hilft beim Abrollen
- Belastung dosierbar
- Anwendbar beim Gehen

▶ **Krallenzehen:**
a) Absinken des Zehengrundgelenks mit zunächst flexibler, später eingesteifter Krallenzehe;
b) Durchbruch des Mittelfußköpfchens nach unt. Die Zehe kugelt nach oben aus.

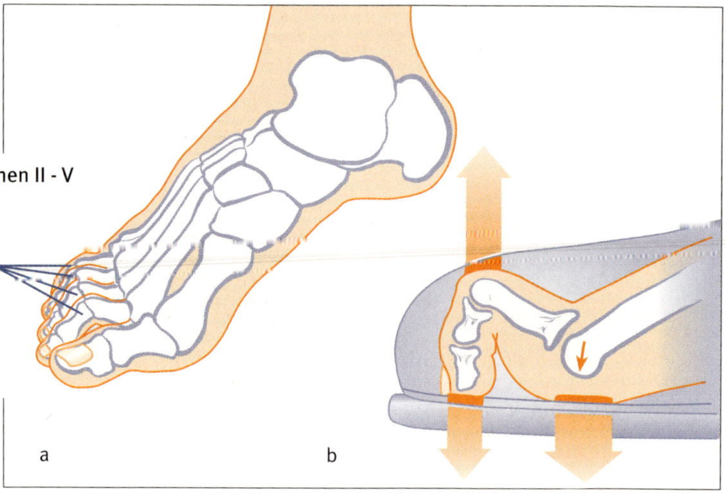

Krallenzehen & Co.: Voll ins Leere

Überblick

Anti-Krallenzehen-Übungen & Co.
- Zehen strecken
- C-Bogen (S. 63)
- Anti-Spreizfuß (S. 93)
- Saugnapf (S. 97)
- Einlagen (S. 128)

Krallenzehen kommen auf leisen Sohlen daher. Die Zehengrundgelenke verlassen ihren angestammten Platz im C-Bogen und sinken langsam zu Boden. Danach kommt es zum Einkrallen der betroffenen Zehen. Bei der Krallenzehe ist die ganze Zehe gebeugt, bei der Hammerzehe nur das Endglied. Mit der Zeit versteifen die Zehen in ihrer Fehlstellung. Das Zehengrundgelenk sinkt noch mehr ab, bis es durch die straffe schützende Bindegewebsplatte zur Fußsohle hin „durchbricht“. Die Zehe wird aus ihrem Grundgelenk herausgehebelt. Das schmerzhafte Resultat: Der Vorfuß geht wie auf Felgen, die Zehen sind nach oben ausgerenkt.

Ein Katzensprung zum Hühnerauge

Von der Krallenzehe zum Hühnerauge ist es nicht mehr weit. Der Schuh drückt erbarmungslos auf alle hervorstehenden Stellen. Der Fuß beginnt notfallmäßig Hornhaut zu produzieren – das so genannte Hühnerauge entsteht – ein verzweifelter Versuch der Haut, den empfindlichen Knochen vor Drucküberlastung zu schützen.

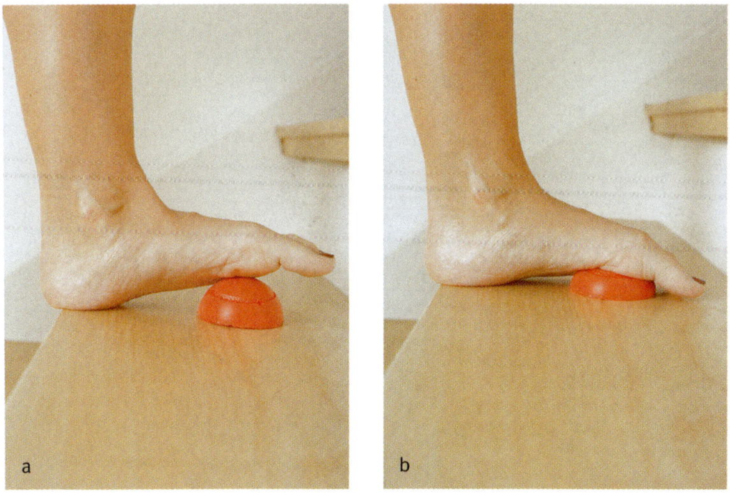

◀ **Saugnapf:** Vorfuß und Zehen schweben a) knapp über halbiertem Ball; b) der Vorfuß schmiegt sich Filzhalbkugel an.

Anti-Krallenzehen: Saugnapf

Ziel: Aktivierung der tiefen Ballenmuskulatur. Gleich ein Dutzend kleiner Muskeln kommen zum Einsatz. Allesamt bewirken sie eine Beugung der Zehengrundgelenke und eine Streckung der Zehen.

Übung: Hilfsmittel: Halbierter Tennisball; Salzstreuer. Bequemes Sitzen auf einem Stuhl, Ferse am Boden, der Vorfuß schwebt über dem halbierten Tennisball. Vorfuß langsam absenken, bis die Vorfußmitte die Kuppelspitze des „Tennisball-Doms" berührt. Vorfuß auf allen Seiten der vorgegebenen Gewölbekuppel entlang nach unten gleiten lassen, ohne den Scheitelpunkt dabei einzudrücken. Den C-Bogen zwischen Groß- und Kleinzehe können Sie durch sanftes Ausstreichen mit den Fingern unterstützen. 1–2 Minuten pro Fuß, 1–3-mal pro Tag.

Variation: Pfeffer und Salz. Fersensitz, Fußsohle nach oben. Eine Prise Salz in die Vorfußmitte hineinstreuen. Die Vertiefung von innen mit der tiefen Ballenmuskulatur 1 Minute stabilisieren.

Achtung: Die Zehen haben bei der Saugnapf-Übung Ferien, krallen ist streng verboten! Die fünf Fußknöchel sind jederzeit gut sichtbar, die Ferse bleibt während der Übung aufgerichtet, der Fuß in sich verschraubt.

Überblick

Saugnapf

- Beugt Zehengrundgelenke
- Streckt die Zehen
- Kräftigt die Ballenmuskulatur
- Zehenraupen (S. 65)
- Anwendung Stehen (S. 76)

▶ **Fersensporn**
und andere berühmte Knochenhöcker: Randzacken beim Fußballer-Knöchel, Haglund-Höcker hinten an der Ferse.

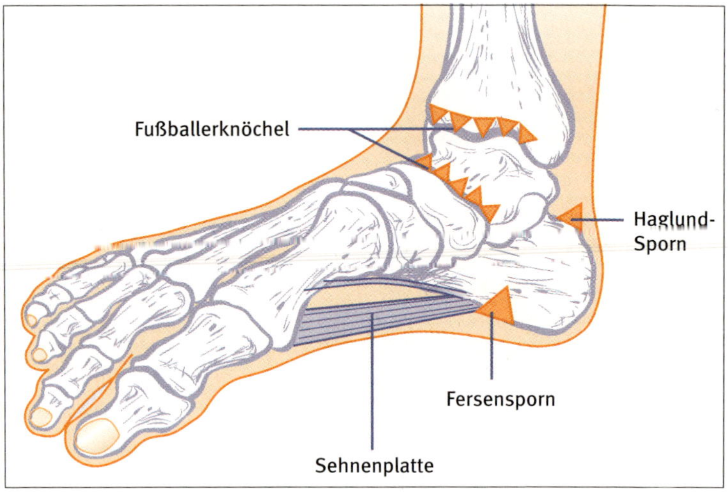

Fersensporn & Co.: Stachel im Fuß

Der Stachel im Fuß, direkt vor der Ferse, tief in den Weichteilen der Fußsohle, kann beim Stehen und Gehen zur Qual werden. Durch Fehlbelastungen kommt es zur Überlastung der Fußsohlen-Sehnenplatte. Durch ständige Fehl- und Überlastung entwickelt sich eine Entzündung (Fasciitis plantaris). Mit der Zeit verkalkt der Sehnenansatz, es kommt zur Ausbildung des klassischen Fersensporns. Lokales Spritzen eines Schmerzmittels kann hilfreich sein. Von chirurgischem Abtragen ist wegen anschließender Vernarbung abzuraten. Die Erfolge der Stoßwellentherapie sind mager und umstritten. In jedem Fall müssen Sie die Fehlbelastungen angehen.

Überblick
Anti-Fersensporn-Übungen & Co.
- Lokale Druckentlastung
- Fersenbelastung (S. 88)
- Vorfuß (S. 92)
- Wadenmuskeln (S. 89)
- Einlagen (S. 128)

Knochenhöcker: Knochen außer Kontrolle

Lokale Verstärkung ist die Universalantwort des Knochens auf lokale Überlastung. Berühmtheit erlangt hat der Fußballer-Knöchel. Er entsteht durch ständig wiederholtes Anstoßen des Schienbeins vorn am Sprunggelenk. Oder der dicke, entzündlich druckempfindliche Fersenhöcker namens Haglund. Neben Knochenhöckern und Zacken gibt es viele andere lokale Veränderungen wie Knochenverschmelzung oder Extra-Fußknöchel.

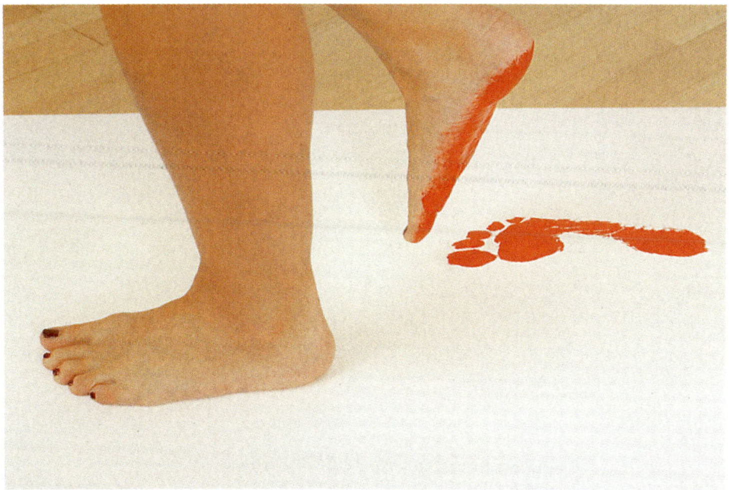

◀ **Spurenleger:** Optimierte Belastung beim Gehen: Ferse gerade aufsetzen, Vorfußballen federnd belasten, gerade abrollen, Vorfußimpuls beim Abstoßen. Hier sichtbare Fußabdrücke auf weißem Papier.

Belastungsoptimierung: Spurenleger

Ziel: Aktive Fußverschraubung und Belastungsoptimierung beim Gehen.

Übung: Barfuß gehen in Zeitlupe. Beim Aufsetzen der Ferse achten Sie auf gerade Fersenstellung und auf guten Bodenkontakt. Beim Aufsetzen des Ballens schrauben Sie den Vorfuß aktiv gegen den stabilisierten Rückfuß, wie in der Übung Picasso (S. 64). Groß- und Kleinzehengrundgelenk berühren den Boden gleichzeitig, die Zehen bleiben entspannt und in den Grundgelenken leicht flektiert. Beim Abrollen die Bodenkontaktflächen Ferse, Vorfuß und Großzehe bewusst wahrnehmen und so eine unsichtbare Fußspur hinterlassen. Schwierigkeitsgrad steigern: Ein Fuß – der andere Fuß – beide Füße. Tempo bis zum normalen Gehtempo steigern. 2–5 Minuten, 1–2-mal pro Tag und immer wieder zwischendurch.

Variation: Spurenlegen auf weichem Untergrund wie Sand.

Achtung: Knickfuß und Zehenkrallen sind beim Spurenlegen unerwünscht. Nehmen Sie sich Zeit und arbeiten Sie in Zeitlupe. Lokale Druckentlastung, Infiltrationen oder Operationen sind bei lokalen Skelettveränderungen individuell zu prüfen.

Überblick

Spurenleger

- Optimiert die Belastung
- Schuhmaßnahmen (S. 122)
- Gehen im Alltag (S. 80)
- Ideale Übung bei Teilbelastung des Fußes

▶ **Sehnenprobleme:** Achillessehne (1) und die Sehne des hinteren Schienbeinmuskels (M. tibialis posterior) (2) haben unter wiederkehrender Fehlbelastung und chronischer Überlastung am meisten zu leiden. Sehnenscheidenentzündung, Teilriss und Totalriss sind die Folgen.

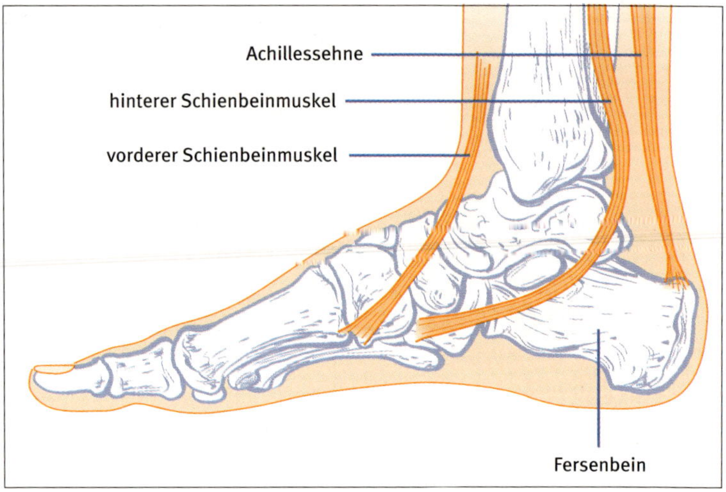

Achilles & Co.: Schwachstelle Ferse

Die Achillessehne reagiert stereotyp mit belastungsabhängigen Schmerzen, diffuser Schwellung und lokaler Druckempfindlichkeit. Vermeidbare Risiken sind harte Böden, fehlendes Aufwärmen, ungenügendes Stretching, Muskelverkürzungen, falsches Schuhwerk sowie chronische Fehlbelastung. Therapiert wird mit Eispackung und Entzündungshemmern.

Die Achillessehnenruptur äußert sich durch plötzlichen intensiven Schmerz, durch einen hörbaren „Knall" oder durch lokalen Druckschmerz. Oftmals kommen ein lokaler Bluterguss und eine kleine Delle 2–5 cm oberhalb der Ferse hinzu. Der Ballenstand ist erschwert, bei vollständiger Ruptur gar unmöglich. Therapie: Entlastung, Kälte und Gehstöcke als Sofortmaßnahmen. Bei kleiner Teilruptur Ruhigstellung für mindestens 4 Wochen. Bei totalem Sehnenriss ist die Operation angezeigt.

Überblick

Anti-Achilles-Übungen & Co.

- Waden-Stretching
- Überlastung meiden
- Fersenbelastung (S. 88)
- Passende Schuhe (S. 122)
- Einlagen (S. 128)

Tibialis posterior: Achilles Brudersehne

Laufsport und Ballsport bergen die Gefahr des Einknickens der Ferse nach jeder Sprunglandung. Die Sehne des hinteren Schienbeinmuskels erleidet oft das gleiche Schicksal wie die Achillessehne: Entzündung oder Ruptur.

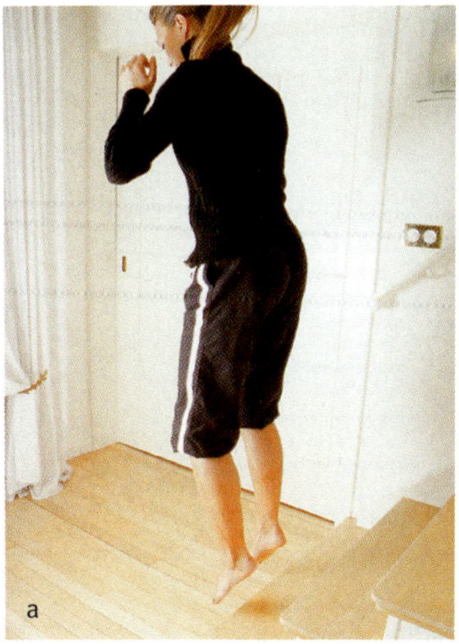

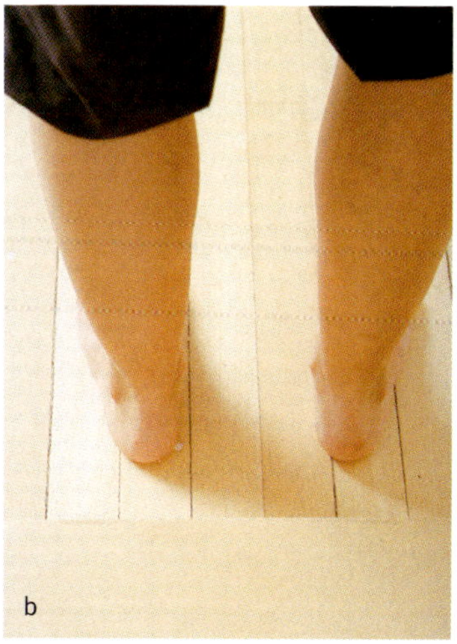

◀ **Nurejew:**
a) Absprung von der untersten Treppenstufe, b) Sprunglandung mit geraden Fersen.

Koordinationstraining: Nurejew

Ziel: Aktive Stabilisierung von Fersen- und Beinachsen bei Sprungtechniken. Vermeidung von Fehl- und Überlastung der großen und langen Sehnen.

Übung: Hilfsmittel: Treppenstufe oder stabiles Podest; Theraband. Symmetrischer Zweibeinstand vor der Treppenstufe. Tiefe Hocke zum Anlauf holen, Absprung mit beiden Füßen, symmetrische Landung auf der Treppenstufe. Wenden und wieder hinunterspringen. In allen Phasen auf gerade Fersen und Beinachsen achten. 10 Wiederholungen, 2–3-mal.

Variation: Eine Theraband-Schlaufe um beide Oberschenkel oberhalb der Knie aktiviert in der tiefen Hocke die Außenrotatoren. Oder Sie schlingen das Theraband spiralig um das Bein wie in der Übung Fußdäumling (S. 95). Für Profis aus den Bereichen Sport und Tanz kann die Übung sinngemäß als Einbein-Sprungübung ausgeführt werden.

Achtung: Beim Schwungholen knicken Fersen und Beine meist nach innen, beim Absprung die Fersen nach außen. Am schwierigsten ist die korrekte Landung: Dabei können die Fersen nach innen (Knickfuß) oder nach außen (Gefahr der Bandverletzung) wegknicken.

Überblick
Nurejew
- Optimiert Sprungtechnik
- Optimiert Sehnenbelastung
- Ideal im Laufsport
- Ideal im Ballsport
- Anwendbar auf jeder Treppe

Raucherbein & Co.: Gefäße sind trainierbar

Bei Durchblutungsstörungen der Beine und Füße kommt es zur mangelnden Blutversorgung der arbeitenden Muskulatur. Heftige Schmerzen zwingen dazu, kurze Pausen beim Gehen einzulegen: die typische Schaufensterkrankheit. Durch ein strukturiertes Gehtraining kann die Blutversorgung signifikant verbessert werden. Umgehungskreisläufe werden ausgebaut. Die Arterienverstopfung selbst bleibt zwar unbeeinflusst, aber die Blutversorgung wird auf Umwegen verbessert. Gehtraining ist gleichzeitig Gefäßtraining. Dabei ist das Gehtempo so zu dosieren, dass nur leichte Schmerzen innerhalb der Erträglichkeitsgrenzen auftreten. Die Schmerzen können sozusagen „durchlaufen" werden.

Schmerz ist immer ein Warnzeichen. Die Botschaft heißt: Stehen bleiben, entlasten. Plötzlich auftretende Schmerzen dürfen niemals durchlaufen werden. Die Verletzung nimmt zu, die Heilung verzögert sich. Die Notfall-Faustregel aus dem Sport – die so genannte PECH-Formel – bringt die Sofortmaßnahmen auf den Punkt: Pause, Eiskühlung, Compression und Hochlagern. Bei chronischen Schmerzen sieht es anders aus. Bestimmte Schmerzen können durchlaufen werden. Etwa Schmerzen bei Arthrose, chronischer Sehnenentzündung oder Durchblutungsstörung. Schmerzen bei chronischer Durchblutungsstörung können Sie „sanft" durchlaufen. Betonung auf „sanft".

Überblick
Anti-Raucherbein-Übungen & Co.
- Gehtraining (S. 103)
- Lebensstil ändern (S. 41)
- Zeitlupen-Gehen (S. 80)
- Fußbett-Einlagen (S. 129)
- Fußpflege (S. 111)

Geh- und Gefäßtraining: Angio-Walking

Ziel: Entwicklung von Umgehungskreisläufen zur Verbesserung der Blutversorgung bei Durchblutungsstörungen.

Übung: Durch regelmäßiges Gehen wird die Effizienz der Umgehungskreisläufe gefördert. Entscheidend ist die Regelmäßigkeit des Gehtrainings. Wählen Sie eine Standardgehstrecke von 10–30 Minuten Dauer. Je länger, desto besser. Bestimmen Sie zunächst die schmerzfreie und die absolute Gehzeit (S. 41). Laufen Sie diese Strecke dreimal täglich. Tempo so wählen, dass keine heftigen

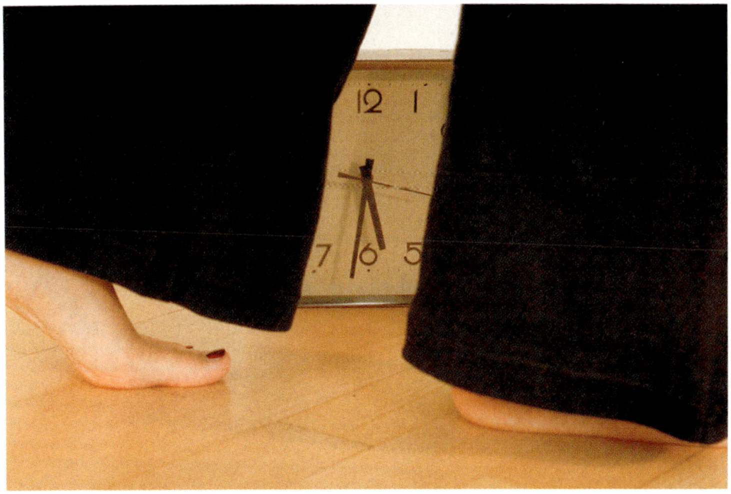

◀ **Angio-Walking:** Regelmäßiges, strukturiertes und zeitkontrolliertes Gehtraining. zwischendurch Treppe statt Aufzug benutzen, Fahrrad statt Auto usw.

Schmerzen in den Beinen oder Füßen auftreten. Leichte Schmerzen können durchlaufen werden. Bei Geländeanstieg reduzieren Sie rechtzeitig das Tempo.

Führen Sie ein Gehtagebuch: Datum, Gehzeit und Beschwerden schriftlich festhalten. Messung der Gehzeit alle zwei Wochen wiederholen.

Variation: Intervall-Gehen. So oft wie möglich und so lange wie möglich zu Fuß gehen. Beispielsweise ganz oder teilweise zu Fuß zur Arbeit gehen. Die tägliche Wiederholung ist durch den Arbeitsrhythmus gegeben. Strecke, Zeit und Tempo lassen sich exakt bestimmen. Treppe statt Aufzug benutzen. Ein mehrwöchiges Gehtraining wirkt Wunder: Die Gehstrecke verdoppelt sich, jeder Zweite verliert seine Beschwerden. Der Effekt hält mindestens ein halbes Jahr an.

Achtung: Bei Raucherbeinen besteht oftmals auch eine Durchblutungsstörung der Herzkranzgefäße. Bei vorhandenem Risikoprofil (S. 82) vor dem Geh-Training unbedingt den Arzt aufsuchen! Bei Störung der Hautdurchblutung (S. 40) kann das Gehtraining gefährlich sein.

Überblick

Angio-Walking

- Gehtraining = Gefäßtraining
- Fördert die Muskeldurchblutung
- Besser als alle Medikamente
- Erleichtert Gewichtsabnahme
- Erleichtert den Rauchstopp

▶ **Muskelpumpe:** Beim Gehen pumpen die Füße Blut mit 60 mmHg herzwärts. Das entspricht knapp dem unteren Blutdruck der Herzpumpleistung. Genauso viel braucht es für den Rücktransport des Blutes gegen die Schwerkraft.

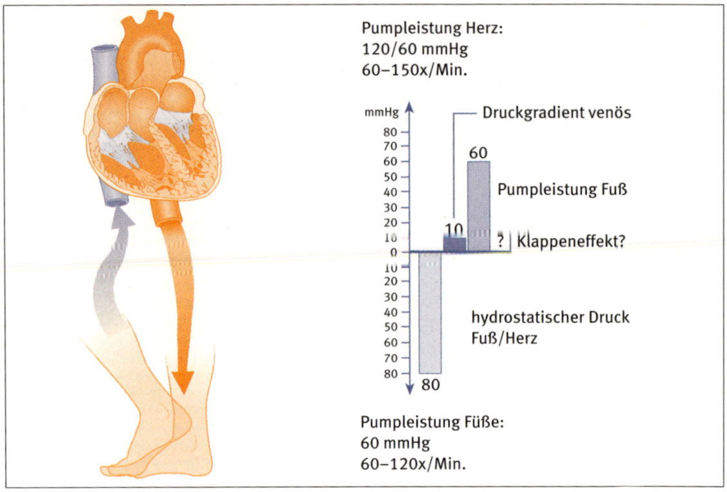

Varizen & Co.: Alles strebt nach oben

Der venöse Rücktransport des Blutes zum Herzen stellt ein echtes Problem dar. In den Venen ist der Druck viel zu gering, um das Blut gegen die Schwerkraft nach oben zu befördern. Die Druckverhältnisse sehen so aus: 80 mmHg Abwärtsdruck durch die Schwerkraft gegenüber geradezu lächerlichen 10 mmHg Aufwärtsdruck im Venensystem. Die Lösung des Problems: Ein zweites Herz, eine Pumpe, die das Blut gegen die Schwerkraft wieder nach oben befördert. Diese Pumpe gibt es: Gut versteckt in den Füßen! Beim Gehen und Laufen pumpt die „Fußpumpe" Blut mit satten 60 mmHg nach oben. Ein cleveres Venenklappensystem optimiert den Rückfluss herzwärts.

Neben der aktiven Bewegung kommt der passiv-elastischen Kompression große Bedeutung zu. Zugegeben: Stützstrümpfe sind nicht sehr attraktiv – weder optisch noch in Bezug auf den Tragekomfort. Doch die elastische Kompression unterstützt den venösen Rückfluss wirkungsvoll. Auch die Lymphe fließt besser ab. Nach einer Venenthrombose etwa reduzieren Stützstrümpfe das Risiko einer chronischen Veneninsuffizienz um die Hälfte. Leichte Kompressionsstrümpfe senken auch auf Langstreckenflügen das Thromboserisiko praktisch auf Null.

Überblick
Anti-Varizen-Übungen
- Dynamisches Stehen (S. 77)
- Gehtraining (S. 103)
- Zeitlupen-Gehen (S. 80)
- Veno-Pump (S. 105)

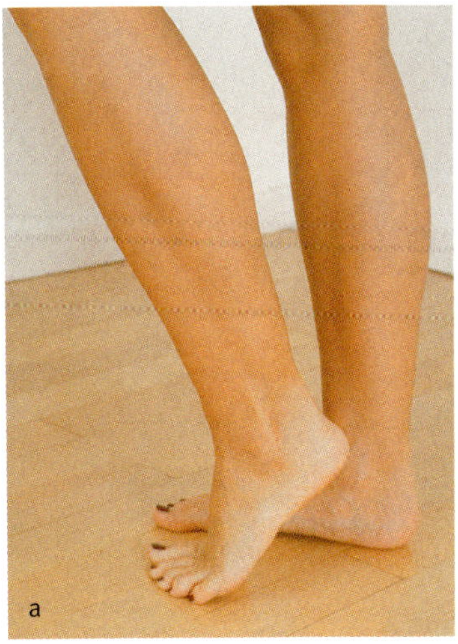
a

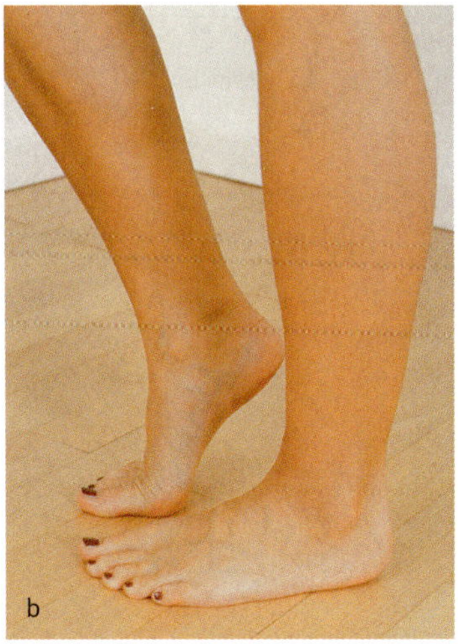
b

◀ **Veno-Pump:** Das Minutenprogramm für zwischendurch aktiviert die Muskelpumpe im Fuß, entlastet das Venensystem und fördert den Blutrückfluss – abwechslungsweise a) links und b) rechts.

Muskelpumpe: Veno-Pump

Ziel: Aktivierung der Muskelpumpe, Förderung des venösen Rückflusses im Alltag.

Übung: Aufstehen. 20-mal kraftvoll und im Sekundenrhythmus an Ort und Stelle treten – abwechslungsweise links und rechts. Gleich anschließend zehnmal in den Ballenstand hochkommen. Oder noch besser die Turmspringer-Übung (S. 89). Dann zehnmal auf beiden Beinen an Ort und Stelle hüpfen. Letzte Sequenz: Mehrmaliges Hüpfen auf einem Bein. Durch die kraftvolle Muskelkontraktion wird das Blut im Venensystem nach oben befördert. Dauer zirka 1–2 Minuten; pro Sitzstunde 2–5-mal durchführen.

Variation: Im Sitzen Fußballen kräftig gegen den Boden drücken, dabei Ferse auf und ab wippen. Nutzen Sie jede Gelegenheit, um aufzustehen.

Achtung: Bewegungen im Rhythmus 1–2-mal pro Sekunde ausführen. Dies entspricht in etwa dem Herzrhythmus und dem Schrittrhythmus beim Gehen. Wichtig: Gerade Fersen und Beinachsen. Bewegungslosigkeit ist Gift für Füße und Venen.

Überblick

Veno-Pump

- Fördert den Blutrückfluss
- Entlastet das Venensystem
- Ideal bei Venenproblemen
- Mit Stützstrümpfen kombinierbar
- Für zwischendurch

▶ **Arthrose:**
Typische Lokalisationen der Fußarthrosen sind: oberes Sprunggelenk, unteres Sprunggelenk, die Mittelfußgelenke und das Zehengrundgelenk.

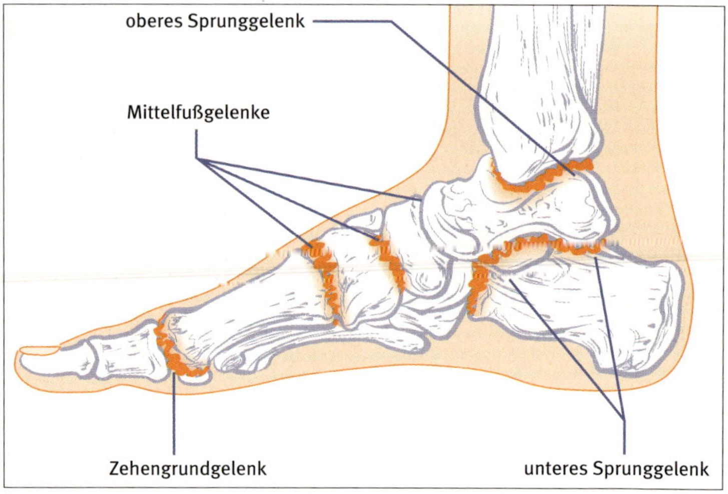

Arthrose & Co.: Knorpelschutz am Ende

Knorpel ist ein erstaunliches Material: Stoßdämpfung, Gleitfunktion und Schutzschicht in einem. Im Idealfall lebenslänglich! Knorpel wird nicht durchblutet, benötigte Nährstoffe werden direkt aus der Umgebung aufgenommen. Knorpeldegeneration ist ein komplexes Stoffwechselproblem. Zunächst kommt es zum Verlust der Elastizität. Der angrenzende Knochen wird stärker belastet und reagiert mit vermehrter Knochenbildung unter dem Knorpel und Randzacken am Gelenkrand. Mit Fortschreiten der Degeneration wird der Knorpel spröde, rissig, löchrig. Risikofaktoren sind Veranlagung, Alter, Fehlstellung, Unfälle, Übergewicht, Ernährung und Fehlbelastung.

Die Liste der Arthrose-Risikofaktoren: Ernährung und Bewegung sind die wichtigsten beeinflussbaren Größen. Die Menge an Bewegung und Nährstoffen muss stimmen, ebenso wie die qualitative Zusammensetzung. Richtige Belastung und gesunde Ernährung sind die beiden Selbsthilfe-Schlüssel im eigenverantwortlichen Management der Arthrose. Ferner gibt es Naturwirkstoffe aus Muscheln und Fischen mit knorpelschützenden Eigenschaften, z. B. Grünlippen-Muschelextrakt und Chondroitinsulfat

Überblick
Anti-Arthrose-Übungen & Co.
- Harte Schläge meiden
- Fehlbelastungen meiden
- Raubkatzengang (S. 69)
- Zeitlupen-Gehen (S. 80)
- Füße unterwegs (S. 75)
- Spurenleger (S. 99)
- Einlagen (S. 128)

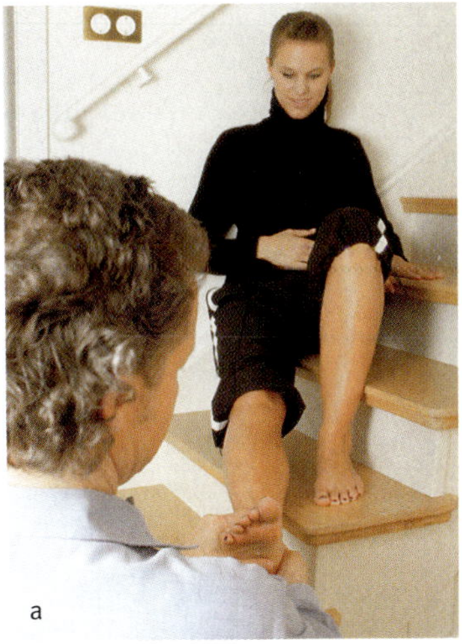

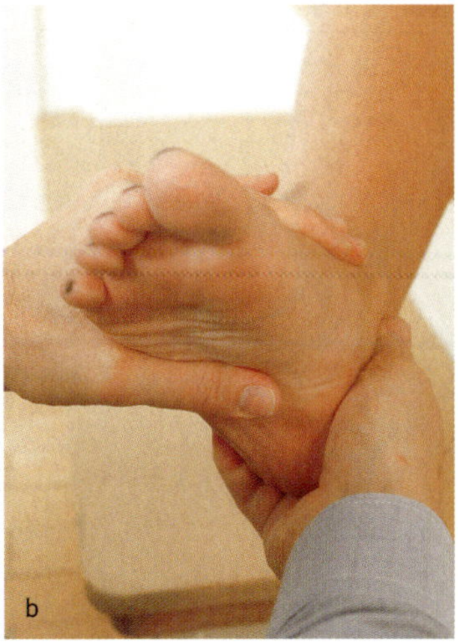

◀ **Fersentraktion:** Gleichmäßiger Zug auf die Sprunggelenke. Die Zentrierung unter sanftem Zug ist eine Wohltat für die Sprunggelenke – a) Übersicht, b) Detail.

Gelenkzentrierung: Fersentraktion

Ziel: Funktionelle Zentrierung und Zugentlastung der beiden Sprunggelenke.

Übung: Hilfsmittel: Partnerübung. Legen Sie sich auf den Boden, beide Knie gestreckt, die Kniekehlen mit einem zusammengerollten Handtuch unterlegt. Ihr Partner fasst mit beiden Händen das Sprunggelenk – mit einer Hand das Sprunggelenk von vorn, mit der anderen die Ferse von hinten. Fuß im rechten Winkel. Jetzt geben die beiden Hände sanften gleich bleibenden Zug in Richtung Verlängerung des Unterschenkels. Die Hände vermitteln dem Sprunggelenk die anatomischen Drehrichtungen. Der Unterschenkel dreht leicht nach innen, die Ferse dagegen nach außen. Intensität im Wohlfühlbereich.

Variation: Die Fersentraktion kann perfekt mit den Übungen Fußspirale (S. 62), C-Bogen (S. 63) und Fußmassage (S. 109) kombiniert werden.

Achtung: Fuß rechtwinklig zum Unterschenkel, kein Spitzfuß. Zugrichtung exakt in Verlängerung des Unterschenkels. Drehrichtungen nicht verwechseln. Zugintensität im Wohlfühlbereich. Eine Minute pro Seite.

Überblick

Fersentraktion

- Zentriert die Sprunggelenke
- Entlastet die Sprunggelenke
- Entspannt gesamte Beinmuskulatur
- Wohltuende Partnerübung

Restless Legs & Co.: Das große Kribbeln

Das Restless-Legs-Syndrom – kurz RLS – ist gekennzeichnet durch nächtliches diffuses Unwohlsein in Beinen und Füßen. Die große Unruhe kommt meist vor dem Einschlafen. Das mitternächtliche Kribbeln, Ziehen und Stechen ist sehr unangenehm. Der Drang, sich die Füße zu vertreten, ist kaum zu bändigen. Fünf bis zehn Prozent der Bevölkerung sind betroffen. Wie immer gilt: Veranlagung spielt eine bedeutende Rolle. Was daraus entsteht, hängt stark von den Lebensgewohnheiten des Einzelnen ab. Trotz intensiver Forschungen bleiben die genauen Ursachen unbekannt.

Das zweite häufige Nervenproblem der Füße und Beine ist die periphere Polyneuropathie (PNP), die generalisierte Erkrankung der peripheren Nerven. Die kleinen Nerven leiten nicht mehr richtig: Kribbeln, Ameisenlaufen, strumpfartiges Taubheitsgefühl, unangenehmer Druck, Brennen, Elektrisieren, Muskelzuckungen, Gangunsicherheit – fast alle Symptome sind möglich. An einem oder gleich an beiden Beinen. Hinter dem Kürzel PNP steckt eine ellenlange Liste möglicher Ursachen. Am häufigsten sind Nervenschädigungen durch Diabetes oder Alkohol, Vitaminmangel und Medikamenten-Nebenwirkungen.

Überblick

Anti-RLS

- Ursachen behandeln
- Abendspaziergang machen
- Kaltes Fußbad machen
- Fußmassage (S. 109)
- Medikamente: Vorsicht Gewöhnungseffekt

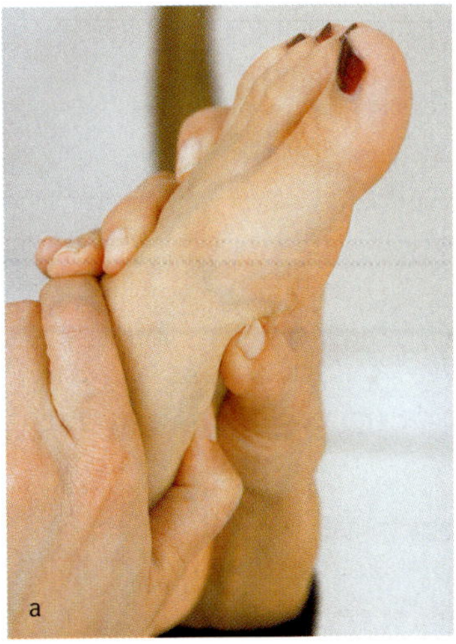
a

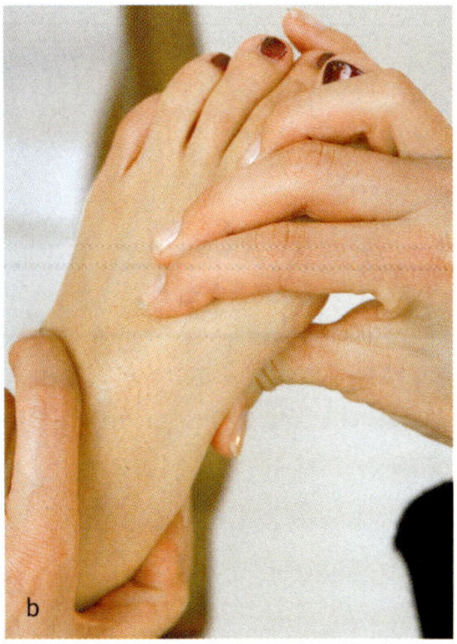
b

◀ **Fußmassage:** Lockert die Muskeln, bewegt die Gelenke, formt das Gewölbe und harmonisiert die Nerven. Die Bilder zeigen Beispiele einer intuitiven Fuß-Selbstmassage.

Fußmassage: Entspannung für die Muskulatur

Ziel: Das perfekte Verwöhnprogramm für Ihre Füße. Genießen Sie die ausgleichende Wirkung. In asiatischen Kulturen sind Fußmassagen Alltagsrituale, fester Bestandteil der persönlichen Gesundheitsförderung.

Übung: Setzen Sie sich bequem hin. Legen Sie den Unterschenkel des einen auf den Oberschenkel des anderen Beins. Den Fuß in die Hand nehmen, locker und großräumig kreisen. Mit locker geschlossener Faust die Fußsohle klopfen. Den ganzen Fuß kneten, von der Achillessehne bis zu den Zehenspitzen. Vor- und Rückfuß kräftig spiralig verschrauben (S. 62), C-Bogen-Massage (S. 63). Mit den Fingerkuppen gezielt die empfindlichen Reflexzonen der Fußsohle aufspüren und sanft massieren.

Variation: Als Partnerübung mit den Übungen Fersentraktion (S. 107) Fußspirale (S. 62) und C-Bogen (S. 63).

Achtung: Je nach Temperament und Intuition gestalten Sie die Fußmassage feiner oder handfester. Intensität immer im Wohlfühlbereich. Vorsicht! Bei Durchblutungsstörungen und Nervenerkrankungen ist die schützende Wahrnehmung vermindert bis aufgehoben.

Überblick

Fußmassage

- Kreisen mobilisiert
- Klopfen stimuliert
- Kneten lockert
- Druck harmonisiert
- Längsgewölbe (S. 62)
- C-Bogen (S. 63)

Fußspilz & Co: Infektionen auf dem Vormarsch

Rund 40 Prozent aller Menschen leiden an Fußproblemen. Pilzinfektionen machen dabei etwa die Hälfte aus. Auf Rang zwei und drei folgen orthopädische Fußprobleme und Hühneraugen. Diese Zahlen gelten für das heutige Europa[22]. Im feucht-warmen Milieu von Schwimmbädern, Duschräumen und geschlossenen Schuhen finden Pilze ideale Bedingungen, um sich zu vermehren. Therapiert wird im Allgemeinen mit Cremes oder Puder. Übrigens: Auch Warzen und Dornwarzen sind an ungenügende Fußhygiene gekoppelt, meist in Kombination mit lokaler Drucküberlastung.

Achten Sie besonders bei Diabetes und Durchblutungsstörungen auf Bagatellverletzungen und pflegen Sie Ihre Füße:

- Tägliche und sorgfältige Inspektion der Füße
- Schuhinnenraum kontrollieren, Druckstellen entlasten
- Nicht barfuß gehen und schon gar nicht draußen
- Keine Verletzungen bei Pediküre und Nägelschneiden
- Hornhaut nicht schneiden, sondern aufweichen und feilen
- Keine heißen Bäder, keine reizenden Badezusätze
- Keine heißen Wärmeflaschen
- Haut zwischen den Zehen nach jedem Bad sorgfältig trocknen
- Füße nicht mit unbekannten Salben einreiben
- Strenge Zurückhaltung mit chirurgischen Eingriffen am unverletzten Fuß

Überblick

Anti-Fußpilz

- Füße waschen
- Füße trocknen
- Füße pflegen
- Desinfektion in Nassanlagen
- Pilzhemmende Präparate nicht zu früh absetzen

So können Sie Infektionen vorbeugen und vermeiden

- Tägliche sorgfältige Reinigung der Füße
- Bei Verletzung sofort den Arzt aufsuchen
- Keine Selbstbehandlungsversuche
- Niemals auf eine Wunde stehen, Wundstelle entlasten
- Bettfußende tief stellen, dies fördert die Durchblutung
- Konsequente Behandlung von Fußpilz
- Antibiotika gezielt einsetzen
- Bei Infektzeichen Wundbehandlung durch Spezialisten

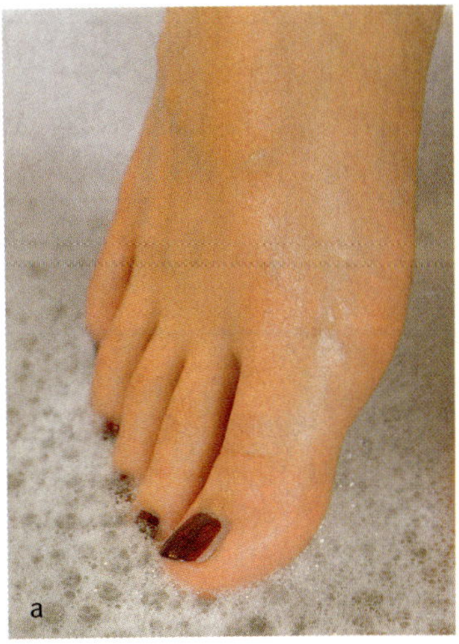
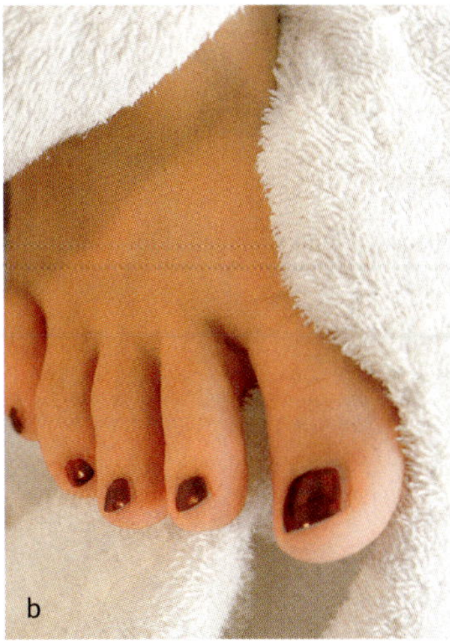

◀ **Fußpflege:**
Das sinnliche Fußbad-Verwöhnritual für Ihre Füße. Eine Wohltat für große und kleine Füße!

Fußpflege-Wohlfühlritual: Fußbad

Ziel: Verwöhn-Baderitual für Ihre Füße, damit diese sich entspannen und wohl fühlen. Erweitern Sie das Verwöhnprogramm nach Lust und Laune, erwecken Sie die Sinnlichkeit Ihrer Füße zu neuem Leben.

Übung: Hilfsmittel: angenehm duftende Creme oder Massageöl. Nehmen Sie sich Zeit, während Sie sich auf Kneipps Spuren begeben. Gönnen Sie sich ein richtiges Fußbad. Das Badewasser: Die Temperatur ist angenehm, der Badezusatz mild, die Aromastoffe duftend. Füße eintauchen und entspannen. Die wohlige Wärme auf Füße und Seele einwirken lassen. Jetzt die Unterwassermassage: Füße streicheln, kneten, massieren – alles ist erlaubt, was sich toll anfühlt. Solange es Ihnen gefällt. Genauso wichtig wie das Baden ist das Abtrocknen der Füße, etwa mit einem vorgewärmten Waffel-Frotteetuch. Verwenden Sie angenehme milde Essenzen für die Massage Ihrer Füße.

Achtung: Das Badewasser sollte nicht zu heiß sein; verwenden Sie keine hautreizenden Badezusätze. Denken Sie daran: Ihre Füße sollen sich wohl fühlen und entspannen und nicht geschockt werden.

Überblick

Fußbad

- Weckt die Lebensgeister
- Stimuliert die Sinnlichkeit
- Beruhigt die Nerven
- Wirkt auf die Organe

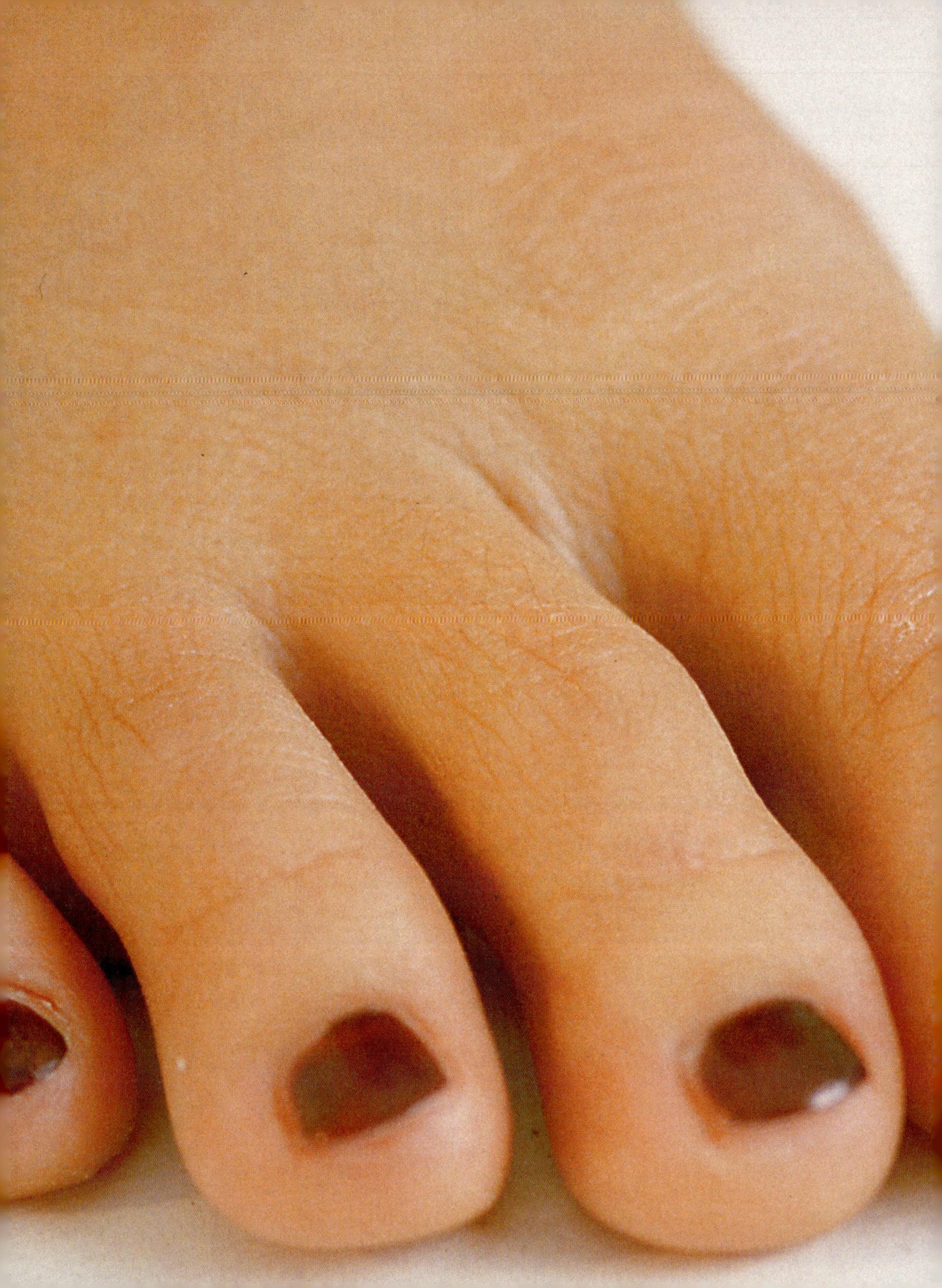

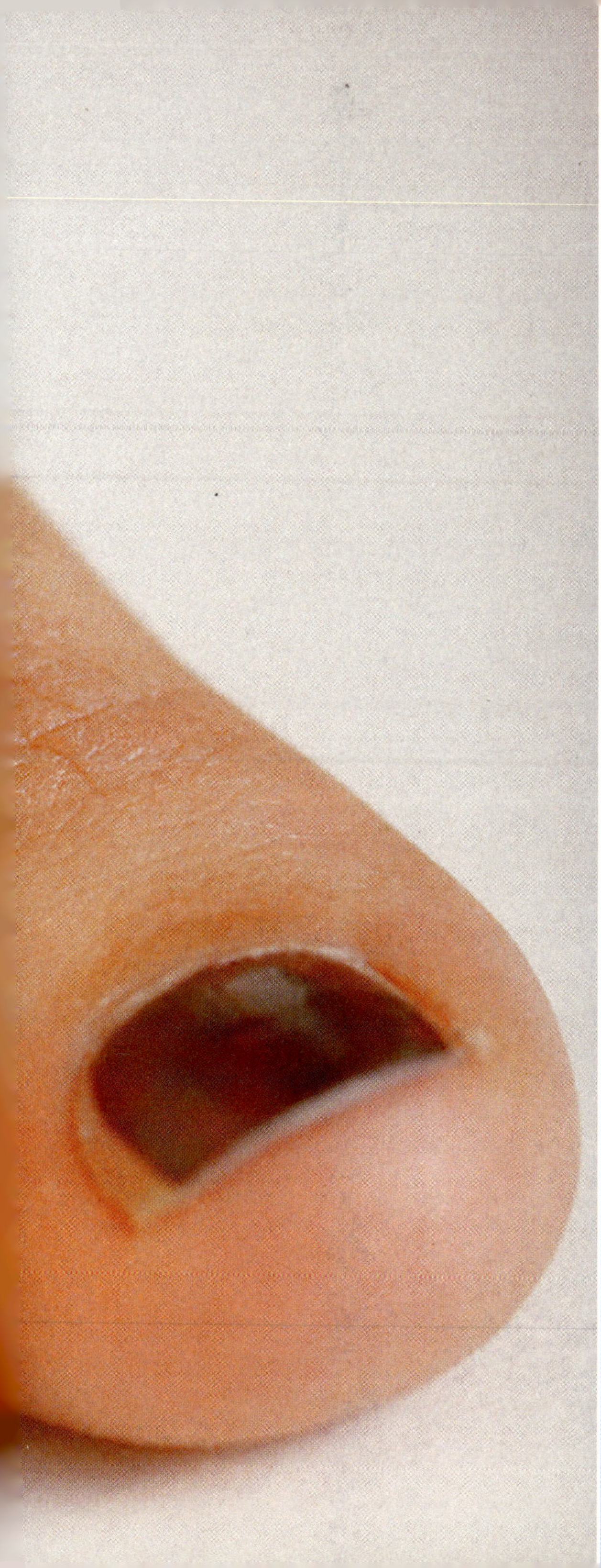

7

Professionelle Hilfe: Zug um Zug

Viele Profis sind auf das Wohlergehen der Füße spezialisiert. Fußmediziner helfen kranken Füßen wieder auf die Beine, Fußchirurgen sorgen für Laufhilfe mit dem Skalpell, Orthopädietechniker fertigen maßgeschneiderte Einlagen, Podologen sind die Experten der medizinischen Fußpflege. Reflexzonenmassage vermittelt Gesundheit durch die Fußsohle, Spiraldynamik®-Therapeuten zeigen Ihnen, wie Sie Ihre Füße richtig belasten.

Dieses Kapitel gibt Ihnen einen Überblick über alle wichtigen Möglichkeiten der professionellen Hilfe und beantwortet die fünf W-Fragen: Wer? Was? Wie? Wann? Warum?

7 Professionelle Hilfe: Zug um Zug

Erste Anlaufstelle: Der Allgemeinmediziner

Haben Sie Fußbeschwerden, führt Sie Ihr Weg zuerst zum Hausarzt. Er wird Knochen, Gelenke, Bänder, Nervenfunktionen, Durchblutung usw. genau untersuchen, die Befunde einordnen und in vielen Fällen auf Anhieb die richtige Diagnose stellen. Bei Bedarf folgen Röntgenbilder und Labortests. Erst wenn der Arzt keine Diagnose stellen kann, geht die Ursachensuche weiter. Spezialuntersuchungen und Fachärzte kommen dann zum Einsatz.

Machen Sie sich während des Arztbesuches Notizen, schreiben Sie die genaue Diagnose auf. Sie ist wichtige Voraussetzung für Ihr Verständnis, für eine gezielte Therapie und eine effiziente Selbsthilfe. Fragen Sie Ihren Arzt, was er selbst tun würde. Meist bekommen Sie eine ehrliche Antwort. In vielen Fällen ein: „Ich würde nichts machen." Diese Aussage ist Gold wert. Sie schützt Sie vor sinnlosen Therapieversuchen und riskanten Operationen.

Überblick

Arztbesuch

- Klinische Diagnose
- Prognose
- Therapieempfehlung
- Nötige Überweisungen und Verordnungen
- Termin für Nachkontrolle

Checkliste Besuch beim Hausarzt

Bereich	Was Sie von Ihrem Hausarzt erwarten dürfen
Diagnose	(Verdachts-) Diagnose
Gespräch	Prognose und Therapiemöglichkeiten, sofern Diagnose klar Mögliche Abklärungswege, sofern Diagnose unklar
Abklärungen	Labor, Röntgen, Überweisung an Spezialisten
Spritzen	Gesunde Zurückhaltung mit Kortisonspritzen am Schmerzpunkt
Operation	Persönliche Erfahrungswerte, persönliche Empfehlung
Therapie	Persönliche Erfahrungswerte, persönliche Empfehlung
Nachkontrolle	Ggf. Terminvorschlag für eine Kontrolluntersuchung
	Was Sie nur ausnahmsweise erwarten dürfen
Information	Detaillierte Erklärungen, meist fehlt die Zeit
Selbsthilfe	Detaillierte Anleitung zur Selbsthilfe, meist fehlen Zeit und Know-how
Therapie	Zeitintensive therapeutische Behandlung durch den Arzt selbst

Orthopäden: Die Zunft der Knochenschlosser

Ursprünglich bedeutete Orthopädie „Aufrichtung durch Übung“. Davon ist heute nicht viel übrig geblieben. Operative Eingriffe sind einschneidender Natur. Es gilt Indikation, Verfahren und Erfolgschancen real abzuschätzen.

Die Aussage des Arztes „Ja, das sollten Sie operieren lassen!“ bedeutet so viel wie: „Ihre Beschwerden entsprechen einem klassischen Krankheitsbild, das erfahrungsgemäß durch eine Operation erfolgversprechend behandelt werden kann“. Stellen Sie gleich die Anschlussfrage: „Muss diese Operation dringlich durchgeführt werden?“ Lautet die Antwort „Ja“, lassen Sie sich die Zusammenhänge ausführlich erklären. Lautet die Antwort „Nein“, verfügen Sie über ausreichende Zeitreserven. „Es ist noch zu früh zum Operieren“ bedeutet: „Der Fall ist nicht bedrohlich, Sie haben Zeit.“

Checkliste Besuch beim Orthopäden

Bereich	Was Sie von Ihrem Orthopäden erwarten dürfen
Diagnosesicherung	Die hausärztliche (Verdachts-) Diagnose wird bestätigt, modifiziert, ergänzt oder korrigiert
Aufklärungsgespräch	Diagnose, Prognose, Therapie, geplante Abklärungen und Eingriffe, Risiken, Erfolgschancen
Abklärungen	Labor, Röntgen; Spezialuntersuchungen
Spritzen	Kortisonspritzen zur Diagnosesicherung oder als Therapieversuch
Operation	Durchführung geplanter Eingriffe
Nachkontrolle	Ggf. Terminvorschlag für Nachkontrolle
	Was Sie nur ausnahmsweise erwarten dürfen
Koordination	Umfassende Beratung, Koordination der verschiedenen Spezialisten
Information	Information und Beratung außerhalb des angestammten Spezialgebiets
Selbsthilfe	Detaillierte Anleitung zur Selbsthilfe, meist fehlen Zeit und Know-how
Therapie	Zeitintensive Beratung bezüglich nichtoperativer Therapiealternativen

Überblick

Besuch beim Orthopäden

- Diagnosesicherung
- Operation: Ja oder nein? Dringend?
- Spontanverlauf
- Nichtoperative Therapien
- Termin für Nachkontrolle

Professionelle Hilfe: Zug um Zug

Spezialisten: Fußexperten im Einsatz

Böse Zungen behaupten: „Ein Spezialist weiß von immer weniger immer mehr, bis er am Schluss von nichts alles weiß." Drehen Sie den Spieß doch einfach um! Von einem Spezialisten dürfen Sie erwarten, dass er sich in seinem Gebiet fundiert auskennt. Erwartungen, die darüber hinaus gehen, werden häufig enttäuscht. Aufgabe des Spezialisten ist, sich um Teilbereiche und nicht um das Ganze zu kümmern. Der Spezialist bietet Ihnen konkrete Antworten und Vorschläge auf konkrete Fragestellungen, soweit sie sein Gebiet betreffen. Informieren sie sich vorher.

- Angiologie: Durchblutungsstörungen
- Biomechanik: Belastung und Bewegungsabläufe im Fuß
- Dermatologie: Haut- und Zehennagelprobleme
- Diabetologie: Diabetische Nerven- und Gefäßerkrankung
- Fußchirurgie: Operative Eingriffe am Fuß
- Innere Medizin: Stoffwechsel, Nerven, Durchblutung
- Manualtherapie: Manipulation des Fußskeletts
- Neurologie: Nerven- und Muskelfunktionen
- Orthopädie: Knochen, Gelenke und Muskeln
- Phlebologie: Venenprobleme, Varizen
- Psychologie: Schmerzverarbeitung, Psychosomatik
- Radiologie: Bildgebende Verfahren
- Rehabilitation: Verbesserte Gehfähigkeit und Selbständigkeit
- Rheumatologie: Rheumatische Erkrankungen

Überblick

Besuch beim Spezialisten

- Prognose präzisieren
- Abklärung durchführen
- Therapie durchführen
- Nachkontrolle

Checkliste Besuch beim Spezialisten

Bereich	Was Sie von Ihrem Spezialisten erwarten dürfen
Diagnosesicherung	Diagnose wird bestätigt, modifiziert, ergänzt oder korrigiert
Aufklärungsgespräch	Diagnose, Prognose, Therapie, geplante Abklärungen und Eingriffe, Risiken, Erfolgschancen
Abklärungen	Durchführung geplanter Spezialuntersuchungen
Operation	Durchführung geplanter Eingriffe
Nachkontrolle	Ggf. Terminvorschlag für Nachkontrolle
	Was Sie nur ausnahmsweise erwarten dürfen
Koordination	Umfassende Beratung, Koordination anderer Spezialisten
Information	Beratung außerhalb des angestammten Spezialgebiets

Selbstheilungskräfte: Jetzt sind Sie dran!

Geben Sie sich nicht mit bruchstückhaften Informationen zufrieden. Machen sie sich schlau, bilden Sie sich selbst zum „Laienexperten“ aus. Zeitschriften, Selbsthilfe-Ratgeber, TV-Sendungen, Selbsthilfegruppen, Internet, Volkshochschule usw. sind wertvolle Informationsquellen. Aber Vorsicht: Meiden Sie Stammtisch und Boulevardpresse. Medizinischer Klatsch führt Sie schnurstracks in die Sackgasse aktueller Nebensächlichkeiten.

Immer wieder gelingt es Menschen, in aussichtslosen Situationen ungeahnte Selbstheilungskräfte zu mobilisieren und wider Erwarten aus eigener Kraft gesund zu werden. Seit einigen Jahren ist das Thema wissenschaftlich salonfähig geworden. Hinter dem Zungenbrecher Psycho-Immuno-Neuro-Endokrinologie versteckt sich die Schnittstelle von Befindlichkeit (Psychologie), Nervensystem (Neurologie), Hormonsteuerung (Endokrinologie) und Immunsystem (Immunologie). Auf den zweiten Blick schon fast logisch: Psyche und Immunsystem stehen in intensiver Wechselwirkung zueinander. Wer psychisch gut drauf ist, ist automatisch widerstandsfähiger und umgekehrt.

Checkliste Selbstheilungskräfte

Bereich	Was Sie von sich selbst erwarten dürfen
Intuition	Schenken Sie Ihrer Intuition Vertrauen.
Aufklärung	Erarbeiten Sie sich ein Grundverständnis, bis Sie die Diagnose einordnen, die Prognose abschätzen und verschiedene Therapien abwägen können.
Entscheidung	Wenn es um Ihre Gesundheit geht, kann Ihnen niemand die Entscheidungen abnehmen. Bringen Sie subjektives Empfinden und objektive Fakten auf einen gemeinsamen Nenner.
Operation	Grundregeln beachten (S. 134-139).
	Was Sie von sich selbst nicht erwarten dürfen
Diagnose	Medizinische Diagnosen. Lassen Sie Ihre Vermutungsdiagnose ärztlich überprüfen.

Überblick

A und O der Selbstheilung

- Ernährung
- Bewegung
- Atmung
- Lachen
- Liebesfähigkeit
- Sexualität
- Mentaltraining
- Sozialbindung
- Religiosität

7 Professionelle Hilfe: Zug um Zug

Physiotherapie: Die greifbare Fußtherapie

Mit akuten Problemen gehen Sie am besten zu einem Therapeuten in der Nähe. Lange Wege sind lästig. Chronische Fußprobleme bedürfen einer dauerhaften Therapie. „Therapie-Shopping" von einer Methode zur anderen, von einem Therapeuten zum nächsten, bringt nichts. Beweisen Sie Geduld und Eigenmotivation.

Doch wo steckt der perfekte Therapeut, bei dem Sie sich gut aufgehoben fühlen und dessen kompetente Hände und Instruktionen Ihren Füßen wieder auf die Sprünge helfen? Fragen Sie Ihren Arzt oder hören Sie sich im Bekanntenkreis um. Spiraldynamik®-ausgebildete Physiotherapeuten sind gute Adressen, weil sich das Behandlungskonzept Spiraldynamik® vertieft mit den Füßen auseinander setzt. Mit dem Fachbuch „Füße in guten Händen"[15] steht jeder Fachkraft spezifisches Wissen zur Verfügung. Eine aktuelle Liste der ausgebildeten Fachkräfte finden Sie unter www.spiraldynamik.com.

Überblick

Besuch beim Physiotherapeuten

- Schmerzbehandlung
- Bewegungstherapie
- Richtig belasten
- Heimprogramm
- Trainingsberatung

Checkliste Besuch beim Physiotherapeuten

Bereich	Was Sie von einer Physiotherapie erwarten dürfen
Fachkompetenz	Bewegungstherapie
Kommunikation	Gut verständliche Sprache ohne Fremdwörter; Sie erhalten Anerkennung für geleistete Arbeit und wertfreie Korrektur bei Übungsfehlern.
Fußtherapie	Sie bekommen ein zusammenhängendes Therapiekonzept erklärt und nehmen an dessen Umsetzung aktiv lernend teil. Rein passive Maßnahmen wie Manipulationen, Wärmepackung oder Elektrotherapie spielen eine untergeordnete Rolle.
Alltag	Tipps und Tricks für die Umsetzung in Alltagssituationen und eine effizientere Selbsthilfe.
Heimprogramm	Zusammenstellen und Kontrolle eines Heimprogramms.
Therapieberatung	Physiotherapeuten verfügen über persönliche Langzeit-Erfahrung mit unterschiedlichen operativen und nichtoperativen Fußtherapien.
	Was Sie nicht erwarten dürfen
Diagnose	Medizinische Diagnosen.
Operation	Systematische Kenntnisse über Operationsindikation und Gegenanzeigen.

Podologie: Feile statt Skalpell

Früher kosmetische, heute medizinische Fußpflege: Die Podologie ist ein junger, vielseitiger und dynamischer Berufsstand. Podologen kümmern sich um schmerzende Füße, Fußhygiene, Druckstellen, Hornhautschwielen, Hühneraugen, Blasenbildungen, Hautrisse und anspruchsvolle Wundversorgungen am Fuß. In vielen Fällen rücken Podologen der überschüssigen Hornhaut mit dem Skalpell zu Leibe. Dabei kann es zu kleinen Verletzungen kommen. Bei chronischen Durchblutungsstörungen oder diabetischen Füßen können solche Bagatellverletzungen zu schweren Infekten mit fatalen Folgen führen. Deshalb: Lieber Feile statt Skalpell verwenden.

Nehmen Sie professionelle Hilfe rechtzeitig in Anspruch. Schamgefühle und Unwissenheit sind die häufigsten Ursachen für zu spät einsetzende Fußpflege.

Checkliste Besuch beim Podologen

Bereich	Was Sie von der Podologie erwarten dürfen
Fachkompetenz	Medizinische Fuß- und Nagelpflege, Wundbehandlung.
Kommunikation	Gut verständliche Sprache ohne Fremdwörter.
Fußpflege	Zusammenhängendes Pflegekonzept; korrekte Durchführung der geplanten Maßnahmen.
Alltag	Tipps und Tricks zur Fußpflege daheim.
Therapieberatung	Podologen verfügen über persönliche Langzeit-Erfahrung mit unterschiedlichen operativen und nichtoperativen Fußtherapien.
	Was Sie nicht erwarten dürfen
Diagnose	Medizinische Diagnosen.
Operation	Systematische Kenntnisse über Operationsindikation und Gegenanzeigen.
Heimprogramm	Zusammenstellen und Kontrolle eines Heimprogramms ist die Domäne der Physiotherapie.

Überblick

Besuch beim Podologen

- Fußpflege
- Nagelpflege
- Wundversorgung
- Hygieneberatung
- Fuß-Wohlbefinden

Reflexzonen-Massage: Gesundheit durch die Fußsohle

Der Fuß wird hierbei in zehn Längs- und drei Querbahnen unterteilt, insgesamt 30 Zonen. Jeder Zone sind bestimmte Körperteile und Organe zugeordnet, wobei sich der Körper maßstabgetreu und verkleinert in den Fußsohlen spiegelt: die Kopforgane im Vorfuß, die Bauchorgane im Mittelfußbereich, die Beckenorgane an der Ferse, die Leber im rechten Fuß, die Milz im linken Fuß. Verhartungen in den einzelnen Zonen werden durch blockierte Energiekanäle erklärt. Die Reflexzonen sind ein Energiesystem für sich und mit keiner anderen Zoneneinteilung wie Akupunktur, Bindegewebs- oder Hautzonen vergleichbar.

Der Zusammenhang zwischen Organstörung und Fußreflexzone ist sinnfällig. Keine komplizierten Erklärungen, keine abstrakten Laborbefunde, dafür nachvollziehbare Zusammenhänge. Zudem findet eine Behandlung im eigentlichen Sinn statt. Der Therapeut legt Hand an beiden Füßen an. Dies kommt dem Bedürfnis nach Kontakt, Wärme und Behandlung entgegen. Füße haben besonders viele Nervenendigungen. Im Alltag erfahren sie kaum Berührung und Zuwendung, obschon sie oft verspannt sind. Füße sind wie geschaffen für Massagen. Auch klassische Fußmassage ohne Reflexzonen ist bereits ein Genuss.

Überblick

Fußreflexzonen-Massage

- Wohlbefinden
- Harmonisiert innere Organe
- Entspannt und belebt
- 15 Minuten pro Fuß

Checkliste Fußreflexzonen-Massage

Bereich	Was Sie von Fußreflexzonen-Massage erwarten dürfen
Kommunikation	Gut verständliche Sprache ohne Fremdwörter.
Massage	Illustriertes Zonen-Organ-Konzept, wohltuende Durchführung der Fußreflexzonen-Massage.
Alltag	Tipps für die Fuß-Selbstmassage zu Hause.
Therapieberatung	Fußreflexzonen-Therapeuten behandeln durch die Fußsohle. Sie verfügen über persönliche Langzeit-Erfahrung mit unterschiedlichen operativen und nichtoperativen Fußtherapien.
	Was Sie nicht erwarten dürfen
Diagnose	Medizinische Diagnosen.
Operation	Systematische Kenntnisse über Operationsindikation und Gegenanzeigen.
Heimprogramm	Zusammenstellen und Kontrolle eines Heimprogramms ist die Domäne der Physiotherapie.

Fuß-Fit: Gezieltes Fußtraining

Für Marathonläufer und Balletttänzerinnen sind die Füße, was die Hände für den Pianisten sind: Kapital, Zukunft und Fundament. Das Fundament muss stabil sein und halten. Für Bewegungsprofis bedeutet Extrembeanspruchung in Kombination mit Fehlbelastung zwangsläufig hohe Verletzungsgefahr.

Eigenerfahrung ist das Rohmaterial des pädagogischen Talents. Oft sind es gerade Sportler und Tänzerinnen, die selbst jahrelang an Fußproblemen litten, die sich zu den heimlichen Experten des gesunden Fußtrainings entwickelt haben. Der Mensch lernt angeblich am besten aus Fehlern. Eine Tänzerin mit Knickfuß beispielsweise weiß, wie sich dieser im Training und im Alltag korrigieren lässt. Ihre Füße sind ein Stück Lebensgeschichte, ein authentischer Lernprozess. Mit anderen Worten: Unter den Bewegungsprofis Tanz, Sport, Gymnastik oder auch Yoga gibt es eine stille Armee hochqualifizierter Experten in Sachen Fußtraining. Davon können Sie und Ihre Füße profitieren.

Für die Füße gibt es bisher kein kommerzielles Trainingsgerät. Helfen Sie sich mit dem gezielten Fußtraining in Eigenregie.

Checkliste Fußtraining

Bereich	Was Sie von einem Fußtraining erwarten dürfen
Fachkompetenz	Sport, Tanz, Ballett, Gymnastik, Yoga usw.
Kommunikation	Gut verständliche Sprache.
Training	Klar strukturierter Trainingsaufbau; stufengerechte Steigerung von Leistung und Schwierigkeit.
Alltag	Tipps für die Integration in den Alltag.
Beratung	Profis aus den Bereichen Sport und Tanz verfügen über wertvolle Langzeit-Eigenerfahrungen.
Heimprogramm	Zusammenstellen und Kontrolle eines Heimprogramms.
	Was Sie nicht erwarten dürfen
Diagnose	Medizinische Diagnosen.
Therapie	Sport- und Tanz-Profis haben keine therapeutische Ausbildung.
Operation	Systematische Kenntnisse über Operationsindikation und Gegenanzeigen.

Überblick

Fußtrainings-Übungen

- Fuß-Picasso (S. 64)
- Flamingo (S. 67)
- Sternensammler (S. 68)
- Zeitlupen-Gehen (S. 80)
- Turmspringer (S. 89)
- Nurejew (S. 101)

7 Professionelle Hilfe: Zug um Zug

Alltagschuhe: Poesie aus Leder

Schuhe bieten Schutz vor Verletzung und Kälte. In Deutschland werden jährlich rund 400 Millionen Paar verkauft – und fast ebenso viele landen wieder im Müll. Das Massenprodukt aus dem Selbstbedienungsladen nimmt keine Rücksicht mehr auf individuell geformte Füße. Auch Schuhe aus Holz hatten einst reine Schutzfunktion: Wenn es eilte, entstieg man den Pantinen und „machte sich auf die Socken“. Für Frauenschuhe schoss die Symbolik ins Kraut: Aschenputtel mit seinen zierlichen Füßchen schrieb nicht nur abendländische Geschichte: Im mittelalterlichen Venedig brauchten Damen gleich zwei stützende Begleiter, um sich auf ihren über 20 Zentimeter hohen Schuhtürmen fortbewegen zu können. Im Alten China wurden Frauenfüße verstümmelt und in Seidenschuhe gesteckt: 14 Zentimeter durfte der Lotusfuß einer edlen Dame messen. Bei so viel Tradition bleibt die Vernunft auf der Strecke: Stilettos und Plateausohlen sind heute so verrückt wie hinreißend. Zeit, sich wieder bewusst zu werden, was Füße wirklich brauchen. Denken Sie an die Gesundheit Ihrer Füße, legen Sie Wert auf professionelle Beratung.

Überblick

Alltagsschuhe

- Längezugabe 1 cm
- Freier Zehenraum
- Seitlich guter Halt
- Profil zweckmäßig
- Atmungsaktiv

Checkliste Alltagsschuh

Passgröße	Was Sie von einem guten Alltagschuh erwarten dürfen
Schuhgröße	Passende Schuhgröße 36–50 – entsprechend der Fußlänge in cm (23–32,4 cm). Platzreserve im Zehenraum von knapp 1 cm. Findet der Fuß zu wenig Halt, ist der Schuh nicht zu groß, sondern zu breit. „Eine Nummer kleiner“ wäre eine Todsünde. Sie brauchen einen schmaleren, keinen kleineren Schuh!
Schuhhöhe	Der Schuh muss vorn genügend Raumhöhe bieten, die Naht darf nicht auf die Zehen drücken. Im Bereich des Fußrückens (Schnürbereich) hingegen soll der Schuh gut Halt geben.
Schuhweite	Bei seitlich ungenügendem Ballenhalt (Schuh zu breit) rutscht der Fuß im Schuh nach vorn. Bei schmalen Fersen (Schuh hinten zu breit) rutscht die Ferse beim Gehen aus dem Schuh. Sie brauchen schmalere, nicht kürzere Schuhe.
Sohle	Profil je nach Jahreszeit und Terrain.
Obermaterial	Atmungsaktiv.
Schuhdesign	Geschmacksache.
Schuhherstellung	Soziale und ökologische Bedingungen (giftige Kunst-, Farb- und Klebstoffe).

Modeschuhe: Feminines Feintuning

Und es gibt sie doch, die wissenschaftlichen Argumente für hohe Absätze[36]. Mit Hochgeschwindigkeits-Videokameras haben sich passionierte Forscher den hohen Hacken an die Fersen geheftet und Erstaunliches herausgefunden. Fersen auf sieben cm hohen Absätzen knicken deutlich weniger nach innen ein! Auf den zweiten Blick schon fast logisch: Auf ebenem Boden und in flachen Schuhen stehen selbst Knickfüße komfortabel und stabil. Auf hohen Hacken aber macht sich jede Fehlstellung sofort bemerkbar, Gleichgewicht und Stabilität leiden empfindlich. Mit anderen Worten: Auf hohen Absätzen kommt es nachweislich zu einer Spontankorrektur der Knickfuß-Fehlstellung. Aber Vorsicht! Die breite Front der wissenschaftlichen Gegenargumente ist nicht zu vergessen: Hohe Absätze führen zu vermehrter Spreizfuß-Belastung, Verkürzungen der Wadenmuskeln und erhöhtem Kniearthrose-Risiko. Plateausohlen von mehr als sieben Zentimetern Höhe stellen in jeder Altersklasse ein akutes Unfallrisiko für die Sprunggelenke dar. Viele Modeschuhe laufen vorn spitz zu. Die Großzehe wird aus ihrer Achse gedrückt, der Vorfuß wird in die spitz zulaufende Vorfußkappe gepresst. Kurze Tragzeit und gezielte Ausgleichgymnastik sind die intelligente Antwort.

Überblick

Ausgleichgymnastik

- Waden-Stretching
- Anti-Spreizfuß (S. 92)
- Turmspringer (S. 89)
- Flamingo (S. 67)
- Fuß-Training (S. 121)

Checkliste Modeschuhe

	Was Sie beim Tragen von Modeschuhen berücksichtigen sollten
Passform	Auf Passform achten; den Platzbedarf der Zehen nicht ganz vergessen.
Absatzhöhe	Absatzhöhe unter 7 cm; Plateauhöhe unter 7 cm.
Altersgrenze	Ab 40 Jahren nimmt die Unfallgefahr zu! Absatzhöhe langsam reduzieren.
Benefit	Ästhetisches Outfit, Trainingseffekt für gerade Fersen.
Risiken	Kniearthrose, Verkürzung der Wadenmuskeln, wirkt Spreizfuß fördernd.
Tragzeit	Möglichst kurz. Modeschuhe gezielt tragen, nicht alltäglich.
Ausgleich	Gezielte Fußgymnastik zum Ausgleich.

Turnschuhe: Jahrhundertirrtum Stoßdämpfung

Der Sportschuh lebt – neben Marke und Design – vom Mythos der perfekten Stoßdämpfung. Jeder Markenschuh hat sein Geheimrezept: Eingebaute Luftkissen, Gel-Polster, materialtechnischer Fortschritt. Die Superfederung im Schuh lässt eines außer Acht – die Füße. Unbewusst nehmen Sie den Schongang raus und landen mit normaler Intensität. Das menschliche Nervensystem braucht eine bestimmte Aufprallintensität des Fußes auf dem Boden, um zu wissen, wo der Boden ist. Eine effiziente Stoßdämpfung durch den Schuh verführt automatisch zum härteren Aufsetzen der Füße.

Neue Studien[31] sprechen Klartext: Sportschuhe können verursachen, was sie zu verhindern vorgeben: Instabilität und chronische Überlastungen. Die Sport- und Laufschuhe der Zukunft werden elastisch-flexible und deutlich dünnere Sohlen aufweisen.

Überblick

Sportschuhe

- Optimale Passform
- Schuhtyp abgestimmt auf Sportart
- Pronierer/Supinierer
- Schnürung nach Gewölbehöhe
- Fersen gerade belasten

Checkliste Sportschuhe

Detail	Was Sie bei Sportschuhen berücksichtigen sollten
Typ	Der Schuhtyp – Laufschuh oder Allrounder – passt sich spezifisch Ihren sportlichen Aktivitäten an.
Größe & Passform	Siehe Alltagsschuhe (S. 122). Füße sind abends geschwollen.
Schuhsohle	Tiefe Profile für Rutschfestigkeit, weicher Gummi bei Kälte. Sichtfenster in der Sohle meiden. Sie müssen die Sohle mit den Händen biegen und drehen können.
Zwischensohle	Bei Knickfußtendenz nach innen festeres Dämpfungsmaterial (meist grau) auf der Innenseite.
Fußbett	Weiches und gut modelliertes Fußbett.
Fersenkappe	Druckstellen vermeiden, kein Scheuern an der Achillessehne. Bei Knickfußtendenz Fersenkappenverstärkung.
Zehenkappe	Platzreserven für die Zehen, speziell die Großzehe.
Zunge	Gute Polsterung.
Schnürung	Kein Überlappen oder Klaffen der Ösen beim Schnüren.
Frauenmodelle	Für Füße mit schmalen Fersen – auch für Männer.

Trainingsschuhe: Mehr als nur laufen

Den Massai-Kriegern abgeschaut, bietet der MBT-Schuh mit dem fehlenden Absatz interessante Trainingsmöglichkeiten. Naturböden sind weich und uneben – ein ständiges Training für Fuß- und Unterschenkelmuskeln. Genau dies fehlt den modernen Großstadtfüßen. Alle Böden sind eben: Teppich, Rasen, Asphalt, Rennbahn. Keine Abwechslung, keine Herausforderung. Genau hier setzt MBT an: Das luftgefüllte Fersenpolster täuscht beim Gehen unebenes Gelände vor. Der Fuß muss sich Schritt für Schritt muskulär stabilisieren. Das vermittelt den Savanneneffekt auf Betonboden. Bei Problemen der Achillessehne, verkürzten Wadenmuskeln, Hohlkreuz, Spätschwangerschaft und Stehberufen sind positive Resultate die Regel. Nachteil: Bei Vorfußproblemen ist das MBT-Konzept weniger überzeugend.

„Wackelbrett-Schuhe“ sprechen die tiefe Fußmuskulatur gezielt an mit positiven Auswirkungen auf Fußgewölbe, Fersenstabilität und Bewegungsablauf. Bauanleitung: Kleines Holzbrett 30 x 12 x 1 cm; Halbrundholz 30 cm lang mit 1 cm Radius; Keilholz ebenfalls 30 cm lang, 2 cm breit und 1 cm hoch. Klettband 2 x 12 cm auf die Brett-Unterseite sowie 2 x 30 cm auf die Langhölzer (S. 71).

Überblick
Trainingsschuhe
- Massai-Barfuß
- Sandalecken (S. 71)
- Gesundheitssandaletten

Checkliste Trainingsschuhe

Bereich	Bei der Auswahl von Trainingsschuhen bitte beachten
Grundsätzliches	Medizinische Studien gibt es selten. Deshalb gilt: Ausprobieren geht über studieren.
Konzept	Das zugrunde liegende Konzept muss einleuchten, z. B. „Wackelbretter fördern Fußmuskulatur“.
Probetraining	Vor dem Kauf ausprobieren. Sie müssen sich wohl fühlen.
Sicherheit	Je höher der Fuß vom Boden entfernt ist, desto größer wird das Unfallrisiko.
Funktionalität	Der Trainingsschuh soll das normale Abrollen und die Bewegungsvielfalt der Füße fördern. Skischuhe beispielsweise sind denkbar schlechte Trainingsschuhe.
Alter	Babys und Kleinkinder brauchen definitiv keine Trainingsschuhe.
Beratung	Kompetente Beratung im Verkaufsgeschäft.
Training	Bei Auftreten von Sehnen-, Muskel- oder Gelenkproblemen mit dem Training aufhören.

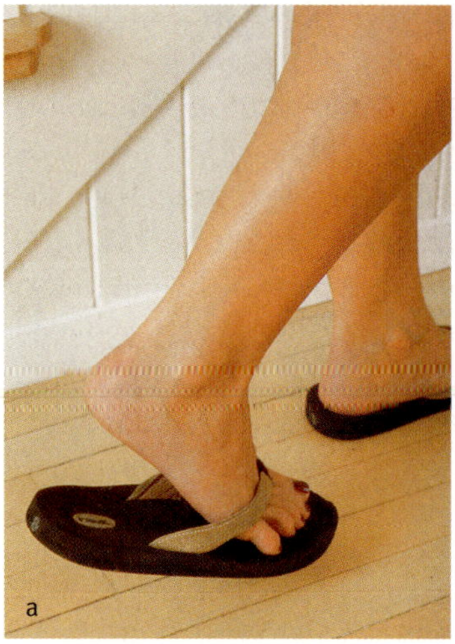

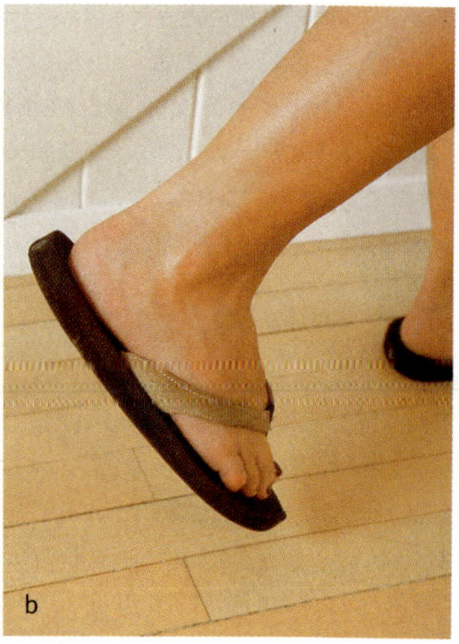

▶ Sandaletten: a) Die Sandalette hängt sozusagen an den überstreckten Zehen. Das fördert den Spreizfuß. b) Koordinierte Version mit aktivem Vorfuß: Die tiefe Ballenmuskulatur baut gleich nach dem Abrollen und Abstoßen das Vorfuß-Quergewölbe wieder auf; die Sandalette klatscht Schritt-für-Schritt hinten gegen die Ferse.

Sandaletten: Fast so gut wie barfuß?

Sandaletten erfreuen sich großer Beliebtheit, gelten sie doch als Inbegriff des gesunden Laufens. Es ist schon richtig: Die Füße atmen frische Luft, die Zehen werden aktiv bewegt, das Fußbett ist oft vorbildlich. Aber: Gleichzeitig können Sandaletten den Spreizfuß fördern. Das hängt mit der Riemenbefestigung zusammen. Die klassischen Birkenstöcke sind mit nur einem Riemen locker über den Vorfuß befestigt. Fast alle Sandalettenträger halten ihr Schuhwerk beim Gehen instinktiv mit überstreckten Zehen fest. Die Zehe wirkt wie ein Winkelhaken, damit die Sandalette nicht herunterrutscht.

Zwei Möglichkeiten zur Problemlösung. Entweder Sie kaufen Sandaletten mit Schnürriemen um das Sprunggelenk. Oder Sie lernen die Spiraldynamik®-Technik für Birkenstöcke. So funktioniert es im Detail: Sie rollen normal ab. Beim Abstoßen aktivieren Sie impulsartig die tiefe Ballenmuskulatur, wie in der Übung Sternensammler (S. 68). Das Vorfuß-Quergewölbe drückt von unten gegen den Sandalettenriemen und spannt diesen. Typischerweise klatscht die Holzsandalette gleich nach dem Abstoßen hinten gegen die Ferse: Ein Zeichen, dass Sie die Technik beherrschen. So ausgeführt sind Birkenstöcke ein gutes Trainingsgerät für den ganzen Fuß. Vorsicht: Keine Krallenzehen.

Überblick

Sandaletten

- Schnürriemen mehrfach
- Gehtechnik lernen
- Sternensammler (S. 68)
- Keine Krallenzehen
- Weich abrollen

Maßschuhe: Komfort nach Maß

Vor 50 Jahren gab es in europäischen Städten auf 250 Einwohner noch einen Schuhmacher. Die Zeiten sind vorbei. Übrig geblieben sind ein paar Inseln alten Schuhmacherhandwerks, die den Schuh nach Maß anfertigen. Mit Laser-Scannern werden die Füße dreidimensional abgetastet, der Computer entwirft Form und Design. Das Modell entsteht maßgenau und im Direktverfahren, individuelle Wünsche können gleich am Bildschirm berücksichtigt werden. Und dann geht's ab in die halbautomatische Produktion. Der Leisten wird computergesteuert geschnitten, der Rest ist Handwerk nach alter Schule.

Orthopädische Schuhe: Für Problemfüße

Ganz unten im Qualitätsspektrum rangieren billige Konfektionsschuhe. Massenware ab Fabrik, ohne Anspruch auf gesundheitsfördernde Wirkung. Der Fuß muss sich dem Schuh anpassen. Es folgen die Qualitätsschuhe aus gutem Material und mit fußgerechtem Fußbett. Je nach Marke sind verschiedene Längen, Breiten und Extragrößen verfügbar. Qualitätsschuhe sind meist Markenschuhe. Nächste Stufe: der Maßschuh, die individuelle Einzelanfertigung für gesunde Füße. Zugegeben: Für gesunde Füße ein Luxus! Schön zu haben, muss aber nicht sein. Passform und Fußbett hingegen sind ein Muss für jeden Schuh.

Für Problemfüße gibt es orthopädische Schuhe. Diese verhelfen selbst schwerst missgebildeten, entzündlich deformierten oder verletzten Füßen wieder zur Gehfähigkeit. Es gibt ihn in zwei Varianten: Als orthopädischen Serienschuh oder als orthopädischen Maßschuh.

Überblick

Schuhtypen

- Konfektionsschuh
- Qualitätsschuh
- Maßschuh
- Orthopädischer Serienschuh
- Orthopädischer Maßschuh

7 Professionelle Hilfe: Zug um Zug

Einlagen: Füße mit perfekter Straßenlage

Klassische Korrektureinlagen, optimale Fußbettung, gezielte Stimulation von Energiepunkten, Einlagen mit Luft- oder Wasserkissen, eingebaute Thermoregulation, dreidimensionales Gewölbe-Management: Das Spektrum an Einlagen ist schier endlos. Es gibt Menschen, die schwören darauf, andere lehnen Einlagen als Fuß-Krücken rundweg ab. Wissenschaftliche Belege für den konkreten Nutzen von Einlagen fehlen.

Die traditionelle Einlagenversorgung beruht auf einem bewährten mechanischen Konzept. Schräge Einlagen bei Knickfüßen, mechanische Entlastung bei Druckschmerzen usw. Daneben gibt es intelligente oder dynamische Einlagen. Sie stimulieren gezielt Nervenendigungen und wirken reflektorisch auf Muskeltonus und Bewegungsabläufe.

Überblick

Einlagentypen

- Fußbett (S. 129)
- Anti-Spreizfuß (S. 130)
- Korrektur-Einlagen (S. 131)
- Sport-Einlagen (S. 132)
- Stimulation (S. 133)

Checkliste Einlagen

Arthrose Sprunggelenk	Fußbett, hoher Schaft, Pufferabsatz, Sohlenversteifung, rückversetzte Abrollhilfe
Arthrose Mittelfuß	Fußbett, Sohlenversteifung, Mittelfuß Abrollhilfe, Pufferabsatz
Ermüdungsbruch	Sohlenversteifung, Fußbett mit gezielter Abstützung vor der Frakturstelle; Abrollhilfe
Fersensporn	Fußbett mit gezielter Druckentlastung, Pufferabsatz
Haglund (S. 98).	Druckentlastung Fersenkappe
Hallux rigidus	Fußbettung, Sohlenversteifung, Abrollhilfe auf Ballenhöhe
Hallux valgus	Fußbett, Sohlen- und Schaftverbreiterung im Bereich der Ballenbildung, Abrollhilfe
Morton Nervenschmerz	Fußbett mit gezielter Abstützung dort, wo das Neurom ist, Abrollhilfe, Sohlenversteifung
Rheumatischer Fuß	Orthopädischer Serienschuh, orthopädischer Maßschuh
Spastik	Neurologische Spezialeinlagen mit präzisem Fußbett und Druckpunkt Tonusregulation
Spreizfuß	Fußbett, Pelotte bzw. Anti-Pelotte (S. 130), steife Sohle
Tibialis posterior	Fußbett, Druckentlastung und Abstützung auf Innenseite, Fersenkappe innen verstärkt
Krallenzehen	Zehenschiene Silikon, Ausweitung Zehenkappe, Fußbett, Abrollhilfe, Sohlenversteifung

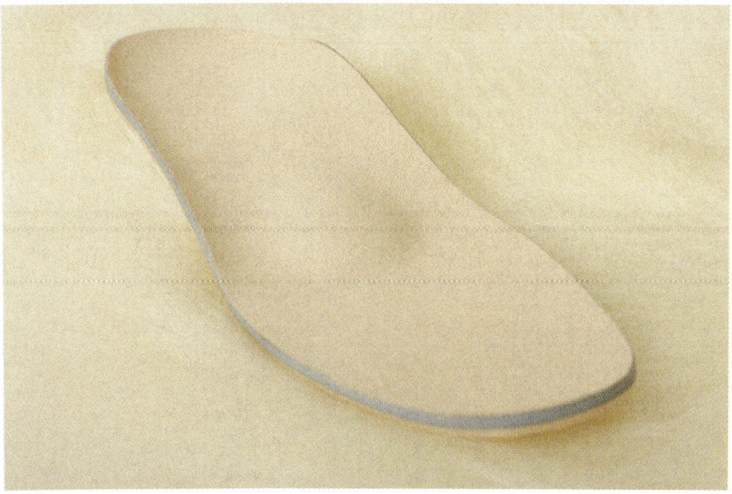

◀ **Typische Schuheinlage nach Maß** – weich und gut gepolstert. Ein solch weiches Fußbett ermöglicht eine optimale Druckverteilung bei Problemfüßen. Bei Durchblutungsstörungen oder Diabetes kommt dieser Einlagentyp regelmäßig zum Zug.

Fußbett-Einlagen: Polsterung nach Maß

Das Fußbett-Spektrum von Schuhen reicht von katastrophal bis hervorragend. Hier die Minimalanforderungen: Die Standebene muss horizontal sein, der Fuß darf im Schuh nicht schräg stehen und wegrutschen. Die Form des Fußbetts soll einigermaßen den natürlichen Wölbungen der Fußsohle nachempfunden sein – inneres Längsgewölbe, Ballenvertiefung, Fersenfassung. Sie sollen sich wohl fühlen. Das geflügelte Wort „Wie man sich bettet, so liegt man" gilt für die Füße genauso: „Wie man sie bettet, so läuft man".

Überblick
Fußbett nach Maß
- Laufsport
- Fußprobleme
- Problemfüße
- Diabetes
- Durchblutungsstörung

Wichtiger und häufigster Grund für das Verschreiben von Einlagen ist die gute Fußbettung. Also Fußkomfort nach Maß. Dies gilt für gesunde Sportlerfüße mit Druckstellen, verletzliche Diabetes-Füße, schmerzhafte Spreizfüße usw. Das Ziel ist immer eine optimale Bettung und eine gleichmäßige Druckverteilung. Material und Technik können dabei sehr unterschiedlich sein. Das perfekte Fußbett wird auf Ihre Füße zugeschnitten.

Ein gutes Fußbett ist alles andere als Luxus. Achten Sie beim Kauf von Konfektionsschuhen darauf. Bei Fußproblemen und stark belasteten Füßen ist ein Fußbett nach Maß sinnvoll.

Professionelle Hilfe: Zug um Zug

▶ **Spreizfußeinlage** mit gut sichtbarer aktiver Massage-Pelotte hinter den Zehengrundgelenken. Diese Einlage aus Metall[42] federt nach dem Prinzip einer Blattfeder und ist weicher als manche konventionellen Einlagen.

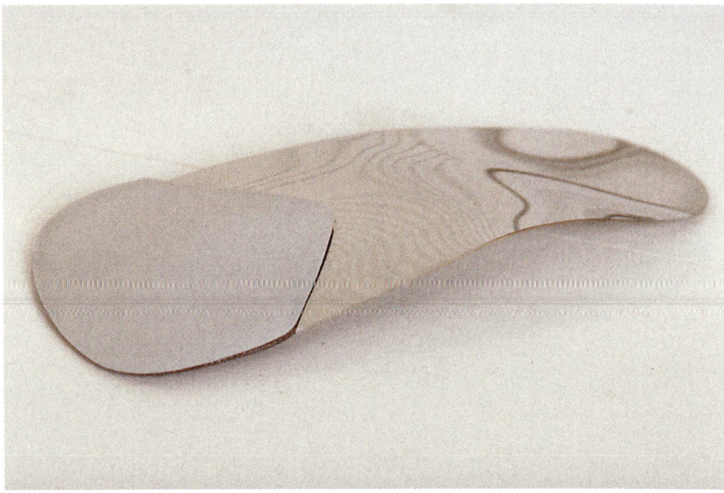

Spreizfuß-Einlagen: Druckumverteilung

Beim Spreizfuß mit durchgetretenen Fußballen läuft der Fuß sozusagen wie auf Felgen. Das schützende Fettpolster reicht nicht mehr aus, um die darunter liegenden Knochenkugeln zu schützen. Eine Pelotte ist eine ins Fußbett eingearbeitete Erhöhung, welche die schmerzenden Zehengrundgelenke leicht anhebt. Pelotten sind fester und bewährter Bestandteil der traditionellen Einlagenversorgung, haben aber zwei Nachteile: Die Belastung wird auf gesunde Fußmuskeln verlagert. Beim Morton-Schmerz können Pelotten zu einer Verschlechterung führen.

Überblick

Pelotte

- Schmerzreduktion beim Spreizfuß
- Zurückhaltung beim Morton-Neurom
- Keine Dauerlösung
- Anti-Spreizfuß (S. 93)

Anti-Pelotte: Wenn alles schief läuft

Beim Abrollen sind alle Zehengrundgelenke auf dem Boden. Die Ballenmitte kann nicht weiter als bis zum Boden absinken. Aber Groß- und Kleinzehengrundgelenk können den Bodenkontakt verlieren. Genau dies passiert beim schweren Spreizfuß. Mittels schalenförmiger Einlage soll wieder Druck auf das erste und fünfte Zehengrundgelenk gelangen. Dies führt zuverlässig zu einer Druckentlastung der schmerzgeplagten Ballenmitte. Aber der Preis ist hoch: Die Anatomie steht Kopf, der C-Bogen läuft verkehrt. Das Quergewölbe wird sich nie mehr erholen. Die Anti-Pelotte kommt nur bei schmerzhaften Spreizfüßen im Endstadium in Frage.

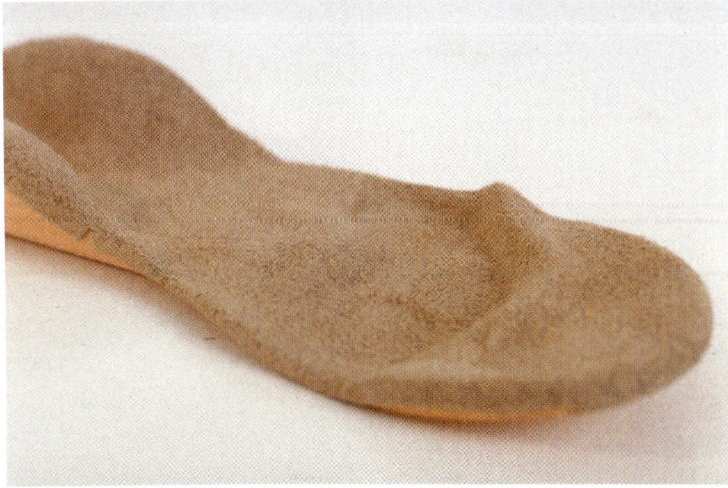

◀ **Neurologisch-mechanisch:** Mechanische wie dynamische Korrektur-Einlagen bei Knick-, Hohl- oder Plattfüßen machen bei Problemfüßen sehr viel Sinn – idealerweise in Kombination mit einer Fußtherapie und aktivem Fuß- oder Beinachsentraining.

Korrektur-Einlagen: Fehlbelastung fest im Griff

Klassische O-Beine: Das Kniegelenk wird durch den Achsenfehler einseitig belastet. Früher wurde das Problem mittels korrigierender Schuheinlagen angegangen. Das Prinzip ist denkbar einfach: Die Schuhsohlen wurden auf der Außenseite angehoben. Für die Füße ist der Boden jetzt nicht mehr horizontal, sondern schräg: Außen ansteigend, als ob die Füße in einer V-förmigen Rinne gehen würden. Durch das Anheben der Fußaußenseite verlagert sich die Belastung im Kniegelenk, die Lastverteilung wird gleichmäßiger.

Überblick

Korrektureinlagen

- Sinnvolle Begleitmaßnahme
- Mit Schuh kombinieren
- Wirken neurologisch
- Wirken mechanisch
- Fußgymnastik hat Priorität

Korrektur: Mechanisch-neurologisch

Genau nach diesem Prinzip nehmen mechanische Einlagen gezielt Einfluss auf die gesamte Fuß- und Beinstatik. Beim Hohlfuß beispielsweise wird der überhöhte Rist weich unterfüttert. Der Erfolg ist von begrenzter Dauer. Im Lauf der Jahre wird sich der Rist weiter hocharbeiten, die Einlagen müssen laufend erhöht werden. Ganz anders die neurologische Korrektur mittels dynamischer Einlagen. Durch kleine Keile am Ballen und feste Fassung an der Ferse wird der Muskeltonus reguliert.

Professionelle Hilfe: Zug um Zug

▶ **Sportschuh-Einlagen**
Das klare Ja zur Einlagenversorgung im Sport kennt nur eine Einschränkung: Lieber richtig belastete Füße ohne Einlagen als falsch belastete Füße mit Einlagen. Einlagen sind kein Ersatz für die Korrektur von Fehlbelastungen.

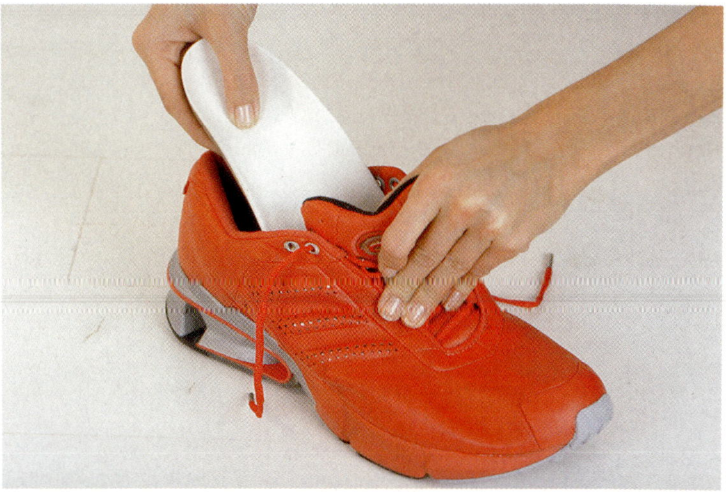

Sport-Einlagen: Auf Nummer sicher

Überblick

Sporteinlagen

- Fußbett nach Maß
- Achsenkorrektur
- Halt und Sicherheit
- Mit Sportschuh kombinieren
- Fußtraining hat Priorität

Im Sport sind die Füße extremen Belastungen ausgesetzt. Mittels Einlagen werden Stoßdämpfung, Fußbettung, Gewölbemanagement, Stabilität und Reaktionsvermögen der Füße optimiert. Das klappt in aller Regel. Es gibt viele Profiläufer, die schwören, ohne ihre Einlagen gar nicht mehr laufen zu können. Zu Recht. Passform, Druckverteilung, Halt im Schuh, Achsenkorrektur, Stoßdämpfung, Verletzungsprophylaxe: Sechs gute Gründe, die für eine professionelle Einlagenversorgung stark beanspruchter Füße sprechen. Doch Vorsicht: Lieber richtig belastete Füße ohne Einlagen als falsch belastete Füße mit Einlagen.

Das Material für Sportschuh-Einlagen muss flexibel und nicht zu elastisch sein. Je nach individuellem Fußtyp und Fußproblem muss an verschiedenen Stellen der Fußsohle härteres oder weicheres Material verwendet werden. Die Einlagen der Zukunft werden biegsam-elastisch und relativ dünn sein, damit dem Fuß ein optimales Bodengefühl erhalten bleibt. Die menschliche Fußsohle ist eine dünne biegsame Lederhaut mit einem dünnen stoßdämpfenden Fettpolster. Sie erfüllt das Kriterium elastisch-dünn-biegsam in perfekter Weise.

Stimulations-Einlagen: Aktivierte Trittsicherheit

Neueste Untersuchungen zum Thema Propriozeption zeigen: Die Bedeutung der Berührungsreize für Gleichgewicht und Stellungsreflexe wurde stark unterschätzt. Streicheleinheiten sind für Füße so wichtig wie für den ganzen Menschen. Die Fußsohle ist dicht mit Nerven versorgt. Temperatur, Konsistenz und Oberflächenbeschaffenheit regen die Nervenendigungen ständig an. Wie sich der Boden anfühlt, ist wichtige Information für Gleichgewicht, Trittsicherheit und Reaktionsbereitschaft. Die heutige Fußwelt ist arm an sinnlichen Reizen. Einlagen bieten hier die Möglichkeit zu willkommener Abwechslung: Verschiedene Materialien, ungewohnte Oberflächenstrukturen, ungewöhnliche Stimulationen, luft- oder wassergefüllte Einlagen etwa. Leichte Instabilität und ständig wechselnde Reize beim Gehen sind sinnliche Nahrung für „ausgehungerte" Großstadtfüße. Stimulations-Einlagen beleben die Fußsohle und erhöhen die Trittsicherheit. Probieren Sie aus, was Ihnen gut tut. Aber glauben Sie nicht alles, was die Werbung verspricht.

Überblick

Stimulationseinlagen

- Hautreize
- Druck
- Instabilität
- Vibration
- Umrandung

Hitverdächtig: Wiederbelebung Vorfuß

Die Fußsohle kann mit einer dynamischen Landkarte verglichen werden. Darin sind Belastungskräfte und Druckänderungen wie die Höhenkurven von Bergen und Tälern eingezeichnet. Bei jedem Schritt wird die Fußkarte „neu geschrieben". Die von der Fußsohle ausgehenden Reize wirken regulierend auf Haltung und Fortbewegung des ganzen Menschen. Im Französischen wird die Fußsohle treffend als dynamo-metrische Landkarte des Gleichgewichts bezeichnet. Der Großzehe kommt bei der Gewichtsverteilung besondere Bedeutung zu. Sie ist weder Zierde noch Laune der Natur, sondern pure Hightech, perfekte Funktion: Hebelarm und Kraftmotor – das kleine Sprungbrett für große Schritte. Einlagen, die den Vorfuß und insbesondere die Großzehe zur Wiederaufnahme ihrer natürlichen Stütz- und Bewegungsfunktion ermuntern könnten, wären ein echter Renner!

7 Professionelle Hilfe: Zug um Zug

Die drei Todsünden der Fußchirurgie

Die Zahl der operativen Eingriffe am Fuß hat zugenommen. Kein Zweifel, es gibt ausgewiesene Spezialisten mit viel Erfahrung und guten Resultaten. Aber: 10-20 Prozent der operativen Korrektureingriffe am Vorfuß haben unbefriedigende Endergebnisse. Komplikationen wie Infekte oder Narkosezwischenfälle sind selten. Häufiger zeigen sich postoperative Funktionsstörungen, Rezidive oder „mehr Schmerzen als vorher". Ein beträchtlicher Anteil dieser unerfreulichen Resultate ließe sich durchaus vermeiden, wenn konsequent in Bewegungs- und Belastungsfunktionen gedacht und operiert würde. Wahleingriffe bei Fußdeformationen werden oft im Routineverfahren abgespult, ohne die individuelle Situation und funktionelle Aspekte gebührend abzuklären. Vorsicht ist angebracht bei Chirurgen, die sich mehr für das Röntgenbild als für Ihre Füße interessieren. Hier die drei Todsünden.

Überblick

Fußchirurgie-Todsünden

- Ungenügende Funktionalität
- Isolierte Problembetrachtung
- Fehlende Nachbehandlung

1. Todsünde: Gesunde Knochen herausschneiden

Am häufigsten betrifft dies die „Kürzung der Mittelfußknochen" beim Spreizfuß. Die schmerzende Struktur wird entfernt. Die Schmerzsituation soll auf Kosten der Funktion verbessert werden. Vom einstigen Gelenk bleibt nur ein Hautsack mit Knochenstummeln übrig. Bei entzündlichen Gelenkzerstörungen wie beim klassischen Rheuma muss dieses Vorgehen in Kauf genommen werden. Aber nicht beim degenerativen Spreizfuß. Hier sind Knochen und Gelenke intakt. Das Röntgenbild gibt klar Aufschluss darüber, ob eine Gelenkzerstörung vorliegt oder nicht. Bei intakten Gelenken ist die Funktion gestört, nicht die Struktur. Folglich gilt es, chirurgisch die Funktion wiederherzustellen. Besprechen Sie mit Ihrem Operateur die Möglichkeiten einer funktionserhaltenden Chirurgie.

2. Todsünde: Scheuklappen-Perspektive

Das Problem wird isoliert betrachtet, etwa der Hallux valgus. Eine Routineoperation sieht so aus: Der Großzeh-Mittelfußknochen wird schräg durchschnitten und in begradigter Stellung wieder verschraubt. Das Resultat: Die Großzehe sieht gerade aus, Fehlbelastung und -stellung im Mittelfuß bleiben aber unverändert. Eine rein kosmetische Operation, die Ursache ist nicht behoben, das Rezidiv, der Rückfall, darf nicht überraschen.

Durch die Knochenumstellung kann die Winkelstellung im Großzeh-Mittelfußknochen verändert werden. Das Großzehengrundgelenk kann um wenige Millimeter höher (oder tiefer) zu liegen kommen als vor der Operation. Das benachbarte zweite Zehengrundgelenk liegt entsprechend tiefer und wird zwangsläufig vermehrt druckbelastet. Latent vorhandene Vorfußprobleme können so akut entgleisen. Fazit: Drei Funktionsaspekte müssen bei jeder Korrekturoperation am Fuß berücksichtigt werden: Die Belastungskräfte beim Abrollen, die Stabilität der Fußgewölbe und die Bein- und Fußachsen als Ganzes.

3. Todsünde: Fehlende Nachbehandlung

Operierte Füße verdienen die gleiche Vorzugsbehandlung wie operierte Hände. Wochenlanges Eingipsen nach einem Routineeingriff ist Steinzeit-Nachbehandlung. Das Gewebe verklebt, Gelenke rosten, der Knochen entkalkt, die Muskeln schwinden, Sehnen verkürzen, Gelenkkapseln schrumpfen, die Thrombosegefahr steigt, das Nervensystem gerät aus der Übung. Warum warten, bis die operierten Füße das Laufen verlernen? Die Antwort lautet: Funktionelle Frühmobilisation durch aktiv-passives Bewegen und frühestmögliche Teilbelastung. Die genaue Belastungsgrenze hängt von der Operationstechnik ab. Bei Teilbelastungen müssen Sie die von Ihrem Chirurgen angeordnete Belastungsgrenze strikt einhalten. Ein einziger Misstritt kann das Operationsresultat zunichte machen. Die Belastungsgrenze wird meist in Kilogramm angegeben und mit physiotherapeutischer Hilfe geübt, bis Sie die Teilbelastung richtig dosieren können.

Überblick
Fußchirurgie
- Funktionelle Analyse
- Funktionelle Operation
- Funktionelle Nachbehandlung

Professionelle Hilfe: Zug um Zug

Der Operateur: Wie finden Sie den richtigen?

Die Einwilligung in eine Operation ist letztendlich Vertrauenssache. Sie schenken Ihr Vertrauen einem Profi, von dem Sie sich Hilfe für Ihre Füße versprechen. Bei den operativ tätigen Ärzten ist es wie überall: Es gibt Generalisten und Spezialisten. Allgemeinchirurgen beherrschen ein breites Spektrum standardisierter Eingriffe. Der Spezialist konzentriert sich auf bestimmte Problemstellungen. Mehr und mehr werden heute die Prinzipien der Handchirurgie auf die Füße übertragen: Schonende Operationstechnik, Frühmobilisation nach der Operation, dynamische Schienen, funktionelle Nachbehandlung usw. Beim ausgewiesenen Fußchirurgen sind Ihre Füße in guten Händen. Der Facharzt-Zusatztitel Fußchirurgie ist ein überzeugender Leistungsausweis.

Konkret: Fußchirurg gesucht

Immer mehr Ärzte haben eine Homepage. Dort finden Sie Facharzttitel und meist einen ausbildungsbezogenen Lebenslauf. Die Gesellschaften für Fußchirurgie führen ein aktuelles Mitgliederverzeichnis, zum Teil im Internet. Rufen Sie das Sekretariat des Arztes an und erkundigen Sie sich nach seinem Spezialgebiet. Erkundigen Sie sich bei Bekannten. Holen Sie Referenzen und alternative Adressen ein. Vereinbaren Sie ein Erstgespräch. Fünf Dinge gilt es konkret zu besprechen: Die Indikation, den Zeitpunkt, das Risiko, das Operationsverfahren und die Nachbehandlung. Achten Sie dabei auf das A und O der Fußchirurgie: Analyse und Operation müssen funktionell orientiert sein. Entwickeln Sie ein intuitives Gefühl dafür, ob der Chirurg ausschließlich in deformierten Strukturen oder aber in Belastungs- und Bewegungsfunktionen denkt. Geben Sie sich nicht mit der erstbesten Lösung zufrieden.

Überblick

Suche nach Operateur

- Adressverzeichnis
- Empfehlung
- Internet
- Medizinische Gesellschaften
- Zufall und Glück

In folgenden Fällen sollten Sie unbedingt den spezialisierten Fußchirurgen aufsuchen: Professionelle Ansprüche, komplexe Situationen und bei Zweitoperationen mit unbefriedigendem Resultat der ersten Operation.

Die Indikation: Operation – ja oder nein?

Die Notwendigkeit einer Operation ist grundsätzlich diagnoseabhängig. Bestimmte Situationen wie schwere Verletzungen, Durchblutungsstörungen oder Infekte erfordern zwingend oder gar notfallmäßig einen chirurgischen Eingriff. Die Operationsindikation ist im medizinischen Sinn absolut, sie ist notwendig. Ohne Eingriff ist der Fuß, Ihre Gesundheit oder gar Ihr Leben gefährdet. Chancen und Risiken sind situationsgerecht und sorgfältig abzuwägen, die Entscheidung, zu operieren oder abzuwarten, ist gemeinsam und rasch zu treffen.

Bei den meisten Fußoperationen handelt es sich jedoch um Wahleingriffe mit relativer Operationsindikation. Ein chirurgischer Eingriff steht zur Diskussion, ist aber nicht zwingend erforderlich und schon gar nicht notfallmäßig. Reine Ermessenssache. Es gibt gute Gründe dafür und dagegen. Auch der Zeitpunkt spielt eine wichtige Rolle.

Ein Ja zu einer Operation besteht, wenn folgende vier Kriterien erfüllt sind: Großer Leidensdruck, klarer Befund, ein erfolgversprechendes Operationsverfahren und ein guter Chirurg. Dies trifft beispielsweise zu bei ausgedehntem Achillessehnen-Teilriss, dem großen Morton-Neurom oder schmerzhaften Vorfußdeformitäten, nachdem die nichtoperativen Therapiemöglichkeiten ausgeschöpft sind. Bei chronischen Überlastungen und leichten bis mittel-schweren Deformitäten hingegen können Sie guten Gewissens zunächst eine aktive nichtoperative Fußtherapie ausprobieren.

Denken Sie daran: Jede Operation geht „ans Lebendige“, Sie brauchen die innere Überzeugung. Fehlt diese, warten Sie besser ab.

Überblick

Indikation

- Notfall = sofort
- Absolut = notwendig
- Relativ = Ermessenssache
- Kontraindiziert = nicht möglich

7 Professionelle Hilfe: Zug um Zug

Der Zeitpunkt: Operation – jetzt oder später?

Akute oder gar notfallmäßige Gründe für einen operativen Eingriff am Fuß oder Bein sind komplexe Verletzungen, Durchblutungsstörungen, Tumore, Entzündungen. Bei akuten Situationen müssen sie sich vom behandelnden Ärzteteam beraten lassen, ihm vertrauen und zu einer raschen Entscheidung gelangen.

Bei chronischen Fußleiden haben Sie Zeit. Hier lautet die Faustregel: Zuerst die Therapie, dann die Operation, nicht umgekehrt. Jeder Eingriff stellt ein Risiko dar. Eine Operation ist nicht mehr rückgängig zu machen. Operiert ist operiert. Schöpfen sie die nichtoperativen Therapiemöglichkeiten vorher aus. Bei ausbleibendem oder ungenügendem Erfolg können Sie immer noch „unters Messer“. Durch die aktive Trainingstherapie schaffen Sie zudem optimale Voraussetzungen für den operativen Eingriff.

Die zweite Faustregel: Chronische Probleme bedürfen einer chronischen Therapie. Strapazierten Füßen das anatomisch richtige Laufen Schritt für Schritt wieder beizubringen, braucht Zeit und Geduld. Die Zielsetzungen und Zeitvorgaben müssen realistisch sein. Drei bis zwölf Monate Therapie und Selbsthilfe sind angemessen.

Überblick

OP-Zeitpunkt

- Notfall = sofort
- Wahleingriff = zuerst nichtoperative Alternativen versuchen

Kombinieren Sie Therapie und Selbsthilfe mit guter Schuhberatung und Maßeinlagen. So verschaffen Sie strapazierten Füßen die dringend notwendige Verschnaufpause. Nutzen Sie die Schmerzpause gezielt für die aktive Therapie und Selbsthilfe.

Das Risiko: Es muss vertretbar sein

Die Fußchirurgie hat in den letzten Jahren große Fortschritte erzielt. Die Mehrheit aller Fußoperationen verlaufen erfolgreich. Thrombosen und Embolien sind glücklicherweise selten geworden, ebenso schwere Infektionen und Narkosezwischenfälle. Diese Risiken können aber nie mit absoluter Sicherheit ausgeschlossen werden. Das Restrisiko ist vertretbar und muss in Kauf genommen werden.

In 10-20 Prozent der Fälle gelingt es nicht, Fehlstellung und Beschwerden langfristig ausreichend zu beseitigen. Komplikationen und Rezidive sind die Ursachen. An erster Stelle der Komplikationen nach Fußoperationen stehen Wundheilung, Knochenheilung und die Fußnerven. Lokale Störungen der Wundheilung treten oft nach langen und komplizierten Eingriffen auf. Mit einer guten lokalen Wundpflege heilen diese Wunden meist spontan. Die gestörte Wundheilung bei Knocheninfektionen (Osteomyelitis) kann allerdings Monate in Anspruch nehmen. Bei Korrektureingriffen am Knochen kann es zur verzögerten Knochenheilung kommen. Die ursprünglich vorgesehene Zeit der Entlastung muss um einige Wochen verlängert werden. In seltenen Fällen eines Knochendefekts oder einer falschen Gelenkbildung (Pseudoarthrose) muss der Knochen erneut operiert werden. Weiter können Nerven durch die Operation in Mitleidenschaft gezogen werden. Solche Störungen des Berührungsempfindens sind meist örtlich begrenzt und erholen sich in der Regel zumindest teilweise.

Deshalb: Überlegen Sie sich den Eingriff sorgfältig. Einmal zur Operation entschlossen, können Sie Ihren Chirurgen und Ihre Selbstheilungskräfte mit einer positiven Einstellung unterstützen.

Überblick

OP-Risiken

- Thrombose, Narkoserisiko, Tod
- Gestörte Wundheilung
- Gestörte Knochenheilung
- Gefühlsstörungen am Fuß
- Bleibende Schmerzen
- Bleibende Fehlstellung
- Chronische Schwellneigung
- Rezidiv

7 Professionelle Hilfe: Zug um Zug

▶ **Hallux-valgus-Chirurgie:** Standardverfahren[41] a) Austin, b) Scarf, c) Basiskeilumstellung und d) Lapidus.

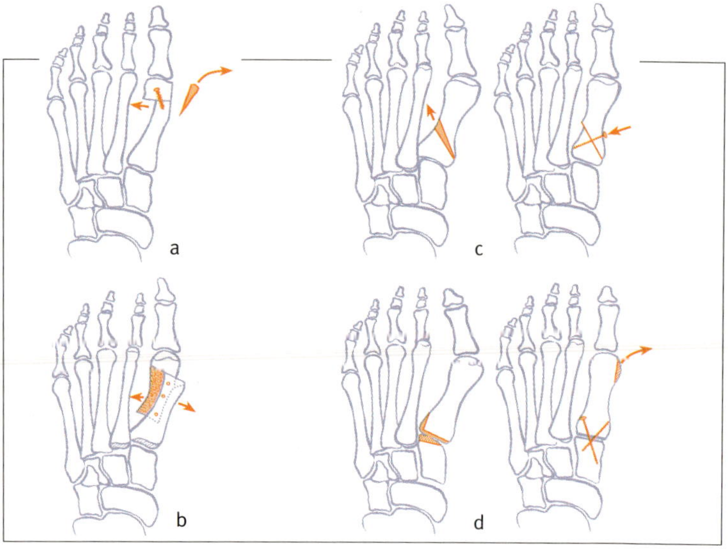

Hallux valgus: Austin, Scarf und Lapidus

Bei der Hallux-valgus-Operation nach Austin wird der seitliche Ballen abgemeißelt und das Köpfchen des Großzeh-Mittelfußknochens verlagert. Scarf: Ein größerer Teil des ersten Mittelfußknochens wird herübergeschwenkt. Bei noch schwereren Fällen wird der erste Mittelfußknochen an seiner Basis umgestellt (Basis-Keil-Umstellung). Bei allen drei Verfahren bleiben Spreizfuß, Instabilität, Fehlbelastung und Fehlstellung im Mittelfuß unverändert. Andere aufwändigere Verfahren wie die Operation nach Lapidus beheben die Instabilität des ersten Strahls auf Höhe der Keilbeine. Häufig liegt ja gerade hier die Ursache des Hallux valgus.

Überblick

Hallux-Chirurgie

- Ballen wegmeißeln
- Randzacken wegmeißeln
- Knochen schwenken
- Knochen kippen
- Gelenk reinigen
- Gelenk versteifen
- Gelenk entfernen
- Weichteilkorrektur
- Kunstgelenk

Hallux rigidus: Versteifung, Kunstgelenk

Beim Hallux rigidus (S. 94) stehen mehrere Verfahren zur Auswahl. Bei der so genannten Gelenktoilette wird das Gelenk gesäubert und störende Randzacken abgetragen. Z. B. Bei aktiven Sportlern mit extremen Randzacken macht dieses Verfahren Sinn. In anderen Fällen sind die Resultate nur mäßig überzeugend. Alternativen sind: Umstellungs-Operation des Gelenkköpfchens, Gelenkentfernung oder -versteifung. Ein Kunstgelenk ist nur in ausgesuchten Fällen möglich.

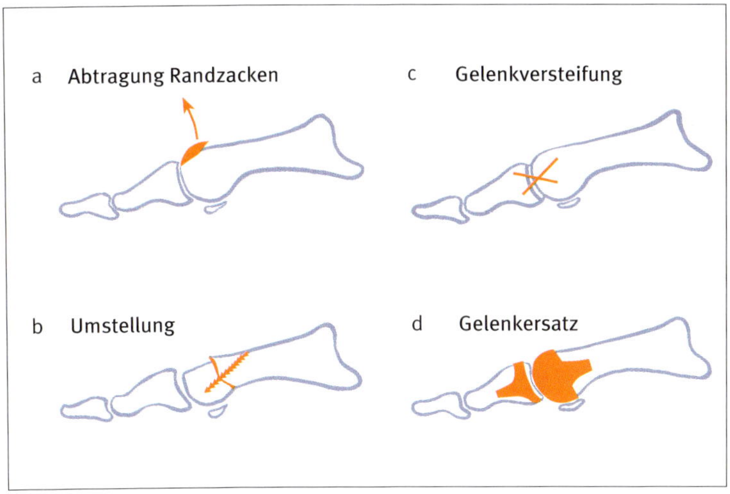

◀ **Hallux-rigidus-Chirurgie:** Standardverfahren[41] a) Abtragung von Randzacken, b) Umstellung des Gelenkköpfchens c) Gelenkversteifung und d) Gelenkersatz.

Zehen-Chirurgie: Krallen- und Hammerzehen

Bei den Krallen- und Hammerzehen kommt es zum Absinken der Gelenkköpfchen. Die Zehen „rutschen" hoch, die Zehengrundgelenke befinden sich in einer krassen Fehlstellung (S. 96). Im Verlaufe der Jahre steifen die Zehengrundgelenke ein. Muskeln, Sehnen und Gelenkkapseln schrumpfen. Die chirurgische Standardlösung: Ein Teil der betroffenen Gelenke wird kurzerhand abgezwackt. Gesunder Knochen wird operativ entfernt. In vielen Fällen wäre eine gelenkerhaltende Operation möglich.

Überblick
Zehenchirurgie
- Gelenk entfernen
- Sehnentransfer
- Weichteilkorrektur

Morton-Neurom: Nerv herausschneiden

Durch Spreizfehlbelastung kommt es zur mechanischen Reizung der feinen Nerven zwischen den Mittelfußknochen zum Morton-Schmerz. In diesem Stadium kann der Vorfuß durch Korrektur der Fehlbelastung gut behandelt werden. Ist der Nerv bereits mechanisch aufgerieben und übersteigt die spindelförmige Verdickung ein bestimmtes Ausmaß, ist sie konservativ nicht mehr behandelbar. Der verdickte Nerv muss operativ entfernt werden. Der Nerv wird weggeschnitten. Ein kleiner und bei richtiger Indikation guter Eingriff. Gefühlsverminderung im Zehenbereich muss in Kauf genommen werden.

▶ **Entlastung und Stabilität:**
a) Barouk®-Vorfuß-Entlastungsschuh[40] ermöglicht das Gehen ohne Stöcke bei gleichzeitiger Entlastung des Vorfußes; b) Klettverschluss-Unterschenkelschiene[40] bietet Schutz und Stabilität.

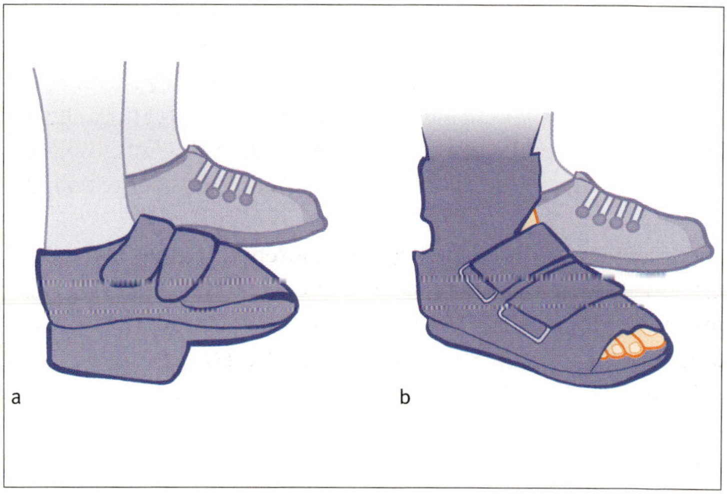

Die Nachbehandlung

Überblick
OP-Nachbehandlung
- Beinbelastung
- Stöcke
- Spezialschuh
- Autofahren
- Arbeitsfähigkeit
- Therapie, Reha
- Kuraufenthalt

Clevere Fußchirurgen behaupten, die gute Nachbehandlung sei das halbe Operationsresultat. Chirurg, Physiotherapeut und Patient arbeiten eng zusammen. Der Operateur verordnet und überwacht die Nachbehandlung. Der Physiotherapeut führt sie fachgerecht, früh und funktionell durch. Sie als Patientin oder Patient leisten den entscheidenden Beitrag: Die aktive Umsetzung. Aktiv-passives Bewegen und Teilbelastung erfolgen so früh wie möglich. Zeitpunkt und Belastungsgrenze werden vom Chirurgen festgelegt. Mithilfe einer Personenwaage und mit physiotherapeutischer Unterstützung lernen Sie, die Teilbelastung richtig zu dosieren.

Für das Gehen nach der Operation wird der Fuß situativ entlastet und stabilisiert. Gipsverband, Unterschenkelschiene mit Klettverschlüssen oder Entlastungsschuhe sind mögliche Hilfsmittel. Schienen haben gegenüber Gipsverbänden den Vorteil, dass aktiv geübt werden kann und die Hygiene viel einfacher ist. Mit allen drei Varianten – Gips, Schiene oder Spezialschuh – sind Teil- oder Vollbelastung möglich. Der „Vorfuß-Entlastungsschuh" ermöglicht das Gehen ohne Stöcke bei gleichzeitiger Entlastung des operierten Vorfußes.

Planen Sie die Zeit nach der Fußoperation sorgfältig. Aktivitäten wie Gehen, Autofahren und Arbeit sind vorübergehend eingeschränkt.

Die Spritze: Diagnose und Therapie

Aus Sicht des Arztes erfüllt die Spritze am Schmerzpunkt zwei Funktionen: Diagnosesicherung und Schmerzreduktion. Beim Verschwinden des Schmerzes weiß der Arzt: Die Vermutung ist korrekt, hier liegt die Schmerzursache. Meist wird ein Gemisch aus lokalem Schmerzmittel und Kortison gespritzt, das zur örtlichen Betäubung und damit zur Diagnosebestätigung führt. Das Kortison wirkt entzündungshemmend und abschwellend, was typischerweise zu einer Schmerzreduktion während Wochen bis Monaten führt. Gehen Sie trotz Schmerzreduktion Ursachen wie Fehlbelastung oder Überlastung konsequent an. Die Ursache wird durch die Spritze nicht behandelt, nur das Symptom. Gespritzt wird fast überallhin, wo es weh tut. Sehnenansätze, Gelenke, Nervenumgebung usw. Wichtigste Ausnahme ist die Achillessehne. Kortisonspritzen in die Achillessehne gelten als Kunstfehler: Kortisonspritzen in Sehnen führen zur lokalen Gewebszerstörung.

Die Spritze danach: Schmerztherapie nach der Operation

Bei gutem Schmerzmanagement ist eine Fußoperation praktisch schmerzfrei, auch nach der Operation. Das Schmerzgedächnis erhält erst gar nicht die Chance, sich zu entwickeln. Ein gutes postoperatives Schmerzmanagement sieht beispielsweise so aus: Für die Operation wird der zuleitende Nerv blockiert. Das gesamte Operationsgebiet wird durch die so genannte Leitungsanästhesie unempfindlich. Der Nervenblock lässt sich problemlos nach der Operation dosiert wiederholen. Das erfreuliche Resultat: Während der ersten Tage nach der Operation haben Sie praktisch überhaupt keine Schmerzen. Danach wird auf Tabletten umgestiegen.

Fazit: Diagnostische Spritzen machen Sinn, insbesondere vor Operationen. Therapeutische Spritzen nur bedingt: Das Symptom Schmerz wird behoben, aber nicht dessen Ursache. Bei Fußoperationen können Sie die Mittel der modernen Schmerztherapie voll ausschöpfen. Leiden bringt hier gar nichts.

Überblick

Spritzen-ABC

- Diagnostisch: Ja
- Therapeutisch: Situativ
- In die Sehne: Nein
- Achillessehne: Nie
- Vor der Operation: Ja
- Nach der Operation: Ja, gern

Die Zweitoperation: Komplikation oder Kunstfehler

Eine risikofreie Operation gibt es nicht. Re-Operationen im Anschluss an einen chirurgischen Eingriff gibt es beispielsweise im Rahmen schwerer Infekte mit verzögerter Wundheilung oder als Folge einer ausbleibenden Knochenheilung. Diese seltenen Komplikationen sind trotz aller Sorgfalt und Kompetenz statistisch nicht zu vermeiden. Lesen Sie die Operationseinwilligung aufmerksam durch. Ohne Schwarzmalerei und ohne Schönfärberei.

Bei bestimmten Operationen ist der Rückfall praktisch vorprogrammiert. Paradebeispiel ist der schwere Hallux valgus mit massiv instabiler Verankerung: Wird hier lediglich der Knochen herübergeschwenkt, ohne die Verankerung des Großzehenstrahls zu korrigieren, ist der Rückfall so sicher wie das Amen in der Kirche. So können Sie vorbeugen: Fehlbelastung korrigieren, Zeitpunkt richtig wählen, Nachbehandlungs-Schema einhalten. Ein ärztlicher Kunstfehler liegt vor, wenn bei der Indikationsstellung, während der Operation oder im Rahmen der Nachbehandlung Fehler aufgetreten sind. Die Definition bietet immer Ermessensspielraum. Aber so viel ist sicher: Kunstfehler kommen vor. Seitens fußchirurgischer Ärzteschaft gehört das Aufdecken von Kunstfehlern zur Sicherung der Glaubwürdigkeit ihres Berufsstandes.

Überblick
Operationsprobleme
- Komplikation
- Rückfall
- Kunstfehler
- Neues Problem

Tipp:

- Zuerst ein offenes Gespräch und Einigung mit dem Operateur suchen.
- Gutachten einholen, Fall vor die zuständige Ärztekommission bzw. vors Gericht bringen.
- In vielen Fällen gilt die Erfahrungsregel: Ein unbefriedigendes chirurgisches Resultat muss chirurgisch optimiert werden. Suchen Sie sich hierfür unbedingt einen erfahrenen Fußchirurgen.

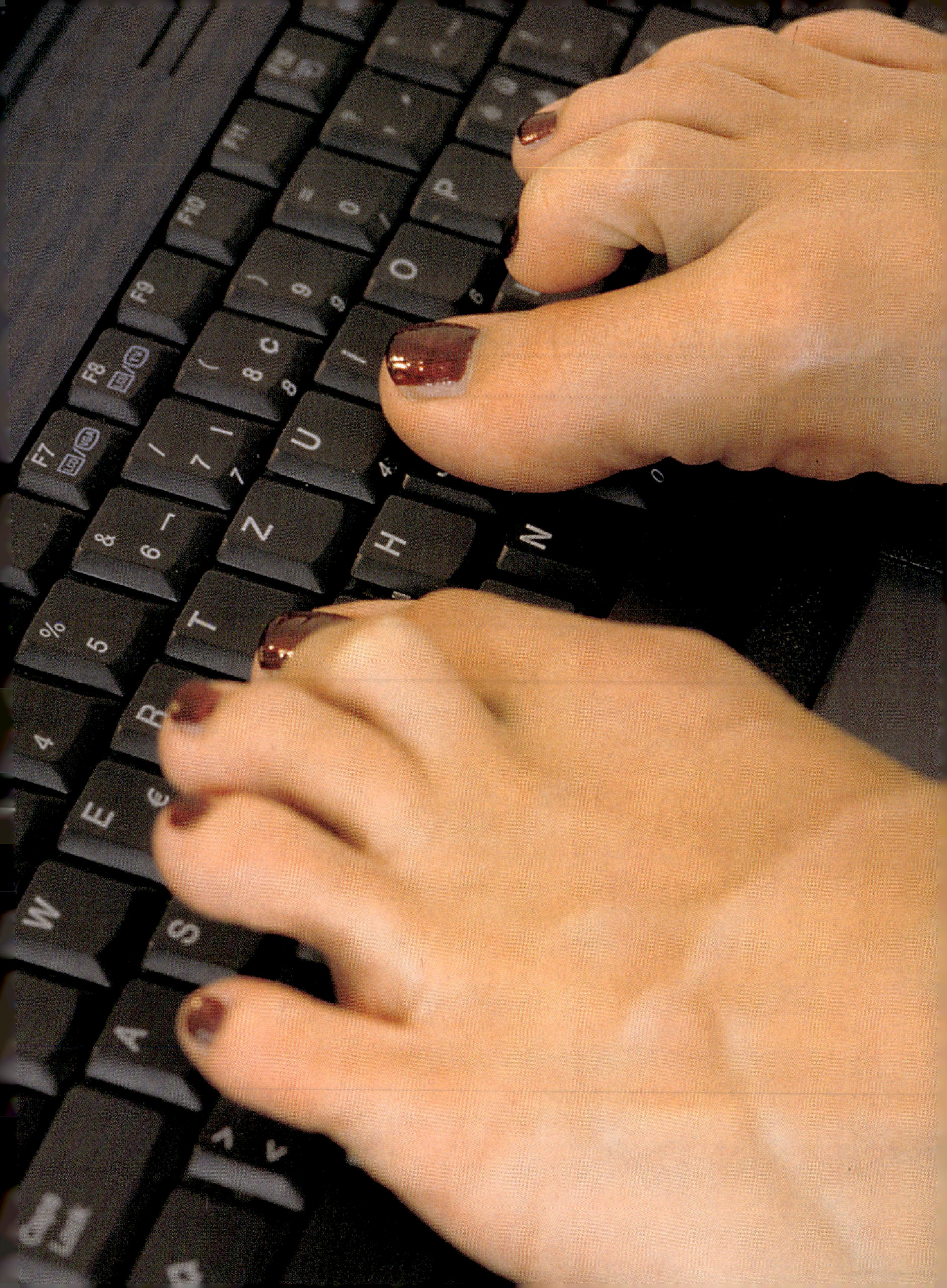

Anhang

Glossar und Abkürzungen

Arthrose:

vorzeitiger Verschleiß und übermäßige Abnützung des Gelenkknorpels (Brüchigkeit, Risse, Abschliffdefekte, Zerstörung), der Knochen (Verdickungslamellen, Randzacken) und der Gelenkkapsel (Entzündung).

Besenreiser:

Stadium II der chronisch venösen Insuffizienz (S. 42). Feinste Venenästchen werden auf der Haut sichtbar, meist in der Knöchelgegend

BMI:

Bodymaß Index dient der Berechnung von Übergewicht. Körpergewicht, Körperlänge und Taschenrechner genügen. In fünf Sekunden haben Sie Ihren eigenen BMI errechnet. Einfach das Körpergewicht zweimal durch die Körpergröße in Metern teilen – und fertig ist der BMI. Zum Beispiel: Größe 180 cm, Gewicht 80 kg. Daraus rechnet sich 80 kg : 1,8 m : 1,8 m. Der BMI beträgt 24,7 kg/m².

Chondroitinsulfat:

Hauptbestandteil der Knorpelgrundsubstanz, hemmt die Tätigkeit der knorpelabbauenden Enzyme. Chondroitinsulfat ist tierischen Ursprungs (Condrosulf® aus Fischen bzw. Structum® aus Hühnern).

CT:

Die Computer-Tomographie ist ein Röntgenverfahren zur schichtweisen Darstellung des Skeletts

Embolie:

losgelöstes Blutgerinnsel, das zu einer akuten Verstopfung einer oder mehrerer Arterien führt. Meist entsteht das Gerinnsel als Thrombose im Bein, schwimmt mit dem Blutstrom herzwärts durch das Venensystem und von dort in die Lungen, wo es „hängen bleibt".

Erythromelalgie:

gehört zu den funktionellen Durchblutungsstörungen. Bei etwa 35-37 Grad weiten sich die Kapillargefäße, es kommt zur anfallsartigen Mehrdurchblutung-mit schmerzhafter, brennender Rötung und Anschwellen der Haut an Beinen, Händen, teilweise auch der Nase. Kälteanwendung, Stehen auf kaltem Fußboden, etc. führt zu einer Minderung der Beschwerden (S. 28, 31)

Faszitis plantaris:

Entzündung der Bindegewebs- und Sehnenplatte der Fußsohle, bedingt meist durch chronische Fehlbelastung (S. 98).

Helix:

Schraubenspirale. Grundbaustein der Natur (z.B. Schnecken, Pflanzen, Geweihe), im Makrokosmos (z.B. Wolkenwirbel, Spiralgalaxie) und im Mikrokosmos (z.B. DNA-Doppelhelix in den Chromosomen)

Idiopathisch:

heißt so viel wie „Ursache ist unbekannt". Wird zur „Präzisierung" einer Diagnose verwendet, wenn deren Ursache im Dunkeln liegt. Beispiel: idiopathischer Hohlfuß (S. 38).

Kompressionstrümpfe:

Stützstrümpfe (S. 104) verschieden starker Kompressionsklassen zur Neutralisierung des erhöhten Venendrucks. Klasse I: Bei Schwere und Müdigkeitsgefühl in den Beinen oder bei beginnendem Krampfaderleiden (Varikosis) während der Schwangerschaft. Klasse II: Bei stärkeren Beschwerden, ausgeprägten Krampfadern, leichten Schwellungen, nach oberflächlichen Venenentzündungen, bei stärkeren Entzündungen während der Schwangerschaft, nach Verödungsbehandlungen oder Operationen. Klasse III: Bei chronischer Veneninsuffizienz, nach Thrombose, bei Hautveränderungen und nach Abheilen von Unterschenkelgeschwüren. Klasse IV: Bei schwereren Krankheitsbildern als für Klasse III sowie bei Lymphödemen.

MRI:

Magnet-Resonanz-Imaging: Spezielles Bildgebungsverfahren zur schichtweisen Darstellung von Knochen und Weichteilen.

Osteomyelitis:

infektiöse Entzündung des Knochenmarks, meist Folge einer Verletzung (offene Fraktur) oder eines operativen Eingriffs (nicht-steriles Arbeiten). Die Heilung ist in der Regel langwierig, mehrere operative Revisionen können erforderlich sein (S. 139).

Osteophyten:

Gelenk-Randzacken. Ein Gelenk bildet Randzacken – beispielsweise im Sprunggelenk (S. 98) oder im Hüftgelenk – um die verminderte Belastbarkeit durch eine „vergrößerte Gelenkfläche" zu kompensieren. Die Randzacken können die Beweglichkeit schmerzhaft einschränken.

PAVK:

Periphere arterielle Verschlusskrankheit: Chronische Arterienverkalkung meist der Beinarterien (S. 40). Stadium 1: ohne Symptome; Stadium 2: Muskeldurchblutung gestört; Stadium 3: Hautdurchblutung gestört; Stadium 4: offene Läsion.

Plantare Hyperpression:

Fachbegriff für Druckerhöhung (=Hyperpression) der Fußsohle (=plantar). Von Auge erkennbar an vermehrter Hornhaut Beschwielung. Normale Druckwerte beim Gehen liegen um 20–40 N/cm^2. Beim Spreizfuß können Druckwerte von über 100 N/cm^2 erreichen.

Pronation:

Drehbewegung um die Fußlängsachse nach innen, Abbildung (S. 20). Beim gesunden Fuß dreht (proniert) der Vorfuß nach innen, die Ferse widerlagert. Die häufigste Fehlbelastung des Rückfußes: Die Ferse dreht nach innen – statt gerade zu bleiben. Man spricht vom „Hyperpronierer" – von zuviel Pronation, der ganze Fuß kippt nach innen.

Propriozeption:

Proprio- bedeutet Selbst. -zeption heißt „annehmen, empfangen". Zusammengesetzt bedeutet Propriozeption „Eigenwahrnehmung" (S. 23, 70)

Spastik:

Bei der spastischen Lähmung steht der Fuß sozusagen unter „Hochspannung". Der Muskeltonus ist erhöht, die Muskeln reagieren abnorm empfindlich auf Dehnungsreize. Die Verankerung am Boden ist erschwert, das leichtfüßige und energiesparende Abrollen wird unmöglich. Es gibt spezielle Einlagen bei Spastik, z.B. die Nancy Hilton Orthesen.

Spirale:

Im mathematischen Sinne sind Spiralen streng definiert: Logarithmische Spirale, Schraubenspirale usw. Im anatomischen Sinne ist eine ‚Spiralbewegung' eine Beuge-Streckbewegung kombiniert mit Drehbewegungen. In der Spiraldynamik® ist das dreidimensionale Bewegungsverhalten von Vor- und Rückfuß genau definiert, damit eine korrekte ‚Spirale' im Fuß entsteht.

Supination:

Drehbewegung um die Fußlängsachse nach außen, Abbildung (S. 19). Beim gesunden Fuß dreht (proniert) der Vorfuß nach innen, die Ferse dreht dagegen nach außen (supiniert) bis sie gerade steht. Ist die Ferse zu weit nach außen gedreht, spricht man bei Läufern vom „Supinierer". Häufig ist die Außenknöchel-Bandverletzung – das Supinationstrauma: Der ganze Fuß kippt nach außen, die Außenbänder werden dabei gezerrt oder reißen ein.

Thrombose:

Blutgerinnselbildung, führt zur Verstopfung des Venenabflusses mit Schmerz, Schwellung und eventueller Dunkelfärbung des Fußes. Es besteht die Gefahr der Loslösung des Thrombus (›› Embolie).

Torsion:

Dreidimensionale Schraubbewegung. Die Begriffe 3D-Torsion und Spiralbewegung werden synonym verwendet.

Varizen:

Erweiterung der Venen infolge ungenügendem Rückfluss des venösen Bluts Richtung Herz (S. 42-3).

Anhang

Literatur

1. Bergmann G., Kniggendorf H., Graichen F., Rohlmann A.: Influence of shoes and heel strike on the loading of the hip joint. J Biomech 1995; 28(7): S. 817–27

2. Bodenwinkler K.: Aspekte orthopädischer Schuheinlagen. Schweizerischer Physiotherapeut SPV, Juni 2000; S. 4–13

3. Broderson A., Pederson B., Reimers J.-: Foot deformities and relation to the length of leg muscles in Danish children aged 3–17 years. Ugeskr Laeger 1993 Nov; 155(48): S. 3914–16

4. Bruckner L., Rosler P.: Orthopaedic findings of the foot as related to age and body weight among women. ZFA 1981; 36(1): S. 29–35

5. Diener M.: Zeigt her Eure Schuhe! K-Tip 2000 Oktober; 16: S. 35–37

6. Einarsdottir H., Troell S., Wykman A.: Hallux valgus in ballet dancers: a myth? Foot Ankle Int 1995 Feb; 16(2): S. 92–94

7. Evans CJ., Fowkes FG., Ruckley CV., Lee AJ.: Prevalence of varicose veins and chronic venous insufficiency in men and women in the general population: Edinburgh Vein Study. J Epidemiol Community Health 1999 Mar; 53(3): S. 149–153

8. Gibellini R., Fanello M., Bardile AF., Salerno M., Aloi T.: Exercise training in intermittent claudication. Int Angiol 2000 Mar; 19(1): S. 8–13

9. Gonzalez de Aledo Linos A., Rollan A., Bonilla Miera C., Montes Conde A., Diego Santamaria MC., Obeso Garcia M.: Results of podoscope screening in 948 non-selected children, with special reference to cavus foot. An Esp Pediatr 1996 Dec; 45(6): S. 579–582

10. Gould N., Schneider W., Ashikaga T.: Epidemiological survey of foot problems in the continental United States: 1978–1979. Foot Ankle 1980 Jul; 1(1): S. 8–1

11. Hamdorf PA., Penhall RK.: Walking with its training effects on the fitness and activity patterns of 79–91 year old females. Aust N Z J Med 1999 Feb; 29(1): S. 22–28

12. Jerosch J., Mamsch H.: Deformities and misalignment of feet in children—a field study of 345 students. Z Orthop Ihre Grenzgeb 1998 May-Jun; 136(3): S. 215 220

13. Kahn SR., Solymoss S., Lamping DL., Abenhaim L.: Long-term outcomes after deep vein thrombosis: postphlebitic syndrome and quality of life. J Gen Intern Med 2000 Jun; 15(6): S. 425–429

14. Katsouyanni K., Skalkidis Y., Petridou E., Polychronopoulou-Trichopoulou A., Willett W., Trichopoulos D.: Diet and peripheral arterial occlusive disease: the role of poly-, mono-, and saturated fatty acids. Am J Epidemiol 1991 Jan; 133(1): S. 24–31

15. Larsen C.: Füße in guten Händen. Spiraldynamik® – programmierte Therapie für konkrete Resultate. Thieme Verlag, 2003

16. Larsen C., Mieschei B., Wickihalter G.: Gesunde Füße für Ihr Kind. Knickfuß & Co. – die spielerischer Fußgymnastik für Ihr Kind. Trias Verlag, 2002

17. Larsen C: Funktionelle Frührehabilitation der Füße gemäß Spiraldynamikkonzept. Trauma Berufskrankh 2001–3; Suppl 2: S. 242–247

18. Lohrer H.: Verletzungen am lateralen Kapselbandapparat des Sprunggelenks. Sportmedizin Juni 2000; 51(6): S. 196–203

19. Maier E.: Und die Behandlung folgt auf dem Fuße – Wissenschaft und Wirksamkeit der Fußsohlenreflexmassage. Ars Medici 2000; 18: S. 1048–1053

20. Maki BE.: Effect of facilitation of sensation from plantar foot-surface boundaries on postural stabilisation in young an older adults. J Gerontol A Biol Sci Med Sci 1999 Jun; 54(6): S. 281–287

21. Marti B.:
Health effects of recreational running in women. Some epidemiological and preventive aspects. Sports Med 1991 Jan; 11(1): S. 20–51

22. Merkle B.:
Das Achilles Projekt.
Ars Medici 2000 Mae; S. 135–136

23. Morlock M.:
Fuß- und Sprunggelenkmodelle zur Belastungsanalyse – Der Fuß im Sport.
Kongressband 1. Wiesbadener Symposium 1997 Mae 13-15: S. 11–16

24. Napolitano C., Walsh S., Mahoney L., McCrea J.:
Risk factors that may adversely modify the natural history ot the pediatric pronated foot.
Clin Podiatr Med Surg 2000 Jul;17(3): S. 397–417

25. Noszvai-Nagy M:
Zunehmend krankhafte Befunde an Kinderfüßen – Studie der Technischen Universität Karlsruhe.
Podologie 1999 Dez; L(12): S. 4

26. Nygaard IE.:
Relationship between foot flexibility and urinary incontinence in nulliparous varsity athletes.
Obstet Gynecol 1996 June; 87(6): S. 1049–1051

27. Omey ML., Micheli LJ.:
Foot and ankle problems in the young athlete.
Med Sci Sports Exerc 1999 Jul; 31(7 Suppl): S. 470–486

28. Seichert N.:
Funktionelle instrumentierte Ganganalyse,
SUVA Klinik Bellikon, persönliche Mitteilung, 2000

29. Rippstein P.:
Patienten Information – Fußoperationen.
Schulthess Klinik, Zürich

30. Robbins S:
Improving balance.
J Am Geriatr Soc 1998 November; 46(11):S. 1363–1370

31. Robbins S:
Foot position awareness in younger and older men: the influence of footwear sole properties.
J Am Geriatr Soc 1997 January; 45(1):S. 61–66

32. Robbins S:
Proprioception and stability: foot position awareness as a function of age and footwear.
Age Ageing 1995 Jan; 24(1): S. 67–72

33. Sachithanandem V.; Joseph B.:
The influence of footwear on the prevalence of flat foot. A study of 1846 skeletally mature persons.
J bone Joint Surg Br 1995 Mar; 77(2): S. 254–257

34. Samama MM.:
An epidemiologic study of risk factors for deep vein thrombosis in medical outpatients: the Sirius study.
Arch Intern Med 2000 Dec 11–25; 160(22): S. 3415–3420

35. Schad W.:
Der Fuß des Menschen – ein lange verkanntes Detail seiner Evolution.
D.A.F. News 2000 September; 5(2): S. 10–13. Deutsche Assoziation für Fußchirurgie

36. Snow RE.:
High heeled shoes: their effect on centre of mass position, posture, three-dimensional kinematics, rearfoot motion and ground reaction forces.
Arch Phys Med Rehabil 1994 May; 75(5): S. 568–576

37. Sobel E., Levitz S., Caselli M., Brentnall Z., Tran MQ.:
Natural history of the rearfoot angle: preliminary values in 150 children.
Foot Ankle Int 1999 Feb; 20(2): S. 119–125

38. Suter E., Marti B., Gutzwiller F.:
Jogging or walking – comparison of health effects.
Ann Epidemiol 1994 Sep; 4(5): S. 375–381

39. Tanaka T.:
Effects on the location of the centre of gravity and the foot pres-sure contribution to standing bal-ance associated with ageing.
Ergonomics 1999; 42(7):S. 997–1010

Anhang

Adressen

Medizinisch-chirurgische Gesellschaften und Institutionen

Deutsche Gesellschaft für Fußchirurgie,
Gewerbegebiet 18
D 82399 Raisting
Tel.: +49 8807 9492-44
E-mail: info@gffc.de

Deutsche Assoziation für Orthopädische Fußchirurgie e.V.
Dr. med. Michael Groth
Elsstraße 4
D-92421 Schwandorf-Fronberg
Tel.: +49 9431 381-9094
E-mail: groth.ems@t-online.de

Österreichische Gesellschaft für Orthopädie und-orthopädische Chirurgie
c/o Medizinische Akademie
Alserstraße 4
A-1090 Wien
Tel.: +43 1 405 13 83-2
E-mail:
skonstantinou@medacad.org

Schweizerische Gesellschaft für Chirurgie und Medizin des Fusses
Dr. med. Victor Valderrabano
Leuengasse 10
4057 Basel, Schweiz
Tel.: +41 61 681 54 44
E-mail: v.valderrabano@bluewin.ch

Rippstein P:
Patienten Information – Fußoperationen.
Schulthess Klinik
Sekretariat Dr. Rippstein
Lenghalde 2 · CH-8008 Zürich
Tel.: +41 1 3857452, Fax: -592
sob@kws.ch

Stiftung Fußchirurgie:
Information für unsere Patienten.
Stiftung Fußchirurgie
Fritz-Winterstraße 32a
D-86911 Diessen
Tel.: 08807/ 92 39-26
info@stiftung-fusschirurgie.de

Schuhe und Einlagen

WMS Professionelle Fuss-und Schuhvermessung mit Mehrweitenangebot Weit-Mittel-Schmal (WMS) für Kinderschuhe. Liste der Fachschuhgeschäfte:
Das Schuhinstitut
D-63065 Offenbach
Tel.: +49 069 829742 0
E-mail: info@schuhinstitut.de.

Schweiz:
Beatrix Haller
Pösslligasse 15 Postfach
CH 4460 Gelterkinden

BIMS Messschieber im Handtaschenformat zur Bestimmung von Kinderschuh- und Kinderfußgröße: Information und Bestellung unter www.bims.ch

MBT – Masai Barfuss Technology: Information unter www.swissmasai.com

Einlage mit Massage-Pelotte:
www.fusselastic.de oder
www.fusselastic.ch

Spiraldynamik

Med. Center Spiraldynamik,
Privatklinik Bethanien
Restelbergstrasse 27
CH 8044 Zürich
Tel.: +41 43 210 34 43
E-mail:
zuerich@spiraldynamik.com

Spiraldynamik Akademie
Unot 23
CH 8706 Meilen
Tel.: +41 878 885 888
E-mail: info@spiraldynamik.com.
Information unter
www.spiraldynamik.com

Adressen von Fachkräften in Ihrer Nähe: www.spiraldynamik.com/nw0100_fachkraefte.asp

Register

Anhang

Fragen an Ihre Füße

Nehmen Sie das Schicksal Ihrer Füße in die Hände

Dieser Fragebogen wurde für Menschen mit Fuß-problemen entwickelt. Er ermöglicht eine Standortbestimmung – das Wesentliche auf einen Blick. Die Auswertung ordnet Symptome, Diagnosen, Erwartungen und bisherige Therapieversuche übersichtlich und stellt diese graphisch dar. Der Fragebogen liefert keine Diagnose und keine konkreten Therapieempfehlungen. Zeitbedarf rund 10 Minuten.

Fragen A-C:	Ihre Angaben
Fragen D-G:	Mehrere Antworten möglich
Fragen 1-12:	Jeweils nur eine Antwort möglich

A Angaben zur Person:

Die Angaben zur Person sind notwendig, um Kenngrößen wie Alter und Bodymass-Index zu berechnen. Keine der Angaben wird gespeichert.

- Name oder Anfangsbuchstabe ______
- Vorname oder Anfangsbuchstabe ______
- M oder F ______
- Ihr Geburtsjahr ______
- Ihre Körperlänge in Zentimetern ______ cm
- Körpergewicht in Kilogramm ______ kg

B Bodymass-Index:

Der Bodymass-Index – oder auch kurz BMI – lässt sich im Handumdrehen aus Körpergewicht und Länge errechnen. Körpergewicht zweimal durch die Körperlänge teilen! Zum Beispiel 80 kg : 1,8 m : 1,8 m = 24,7 kg/m². Der BMI gilt als wichtigster Parameter für Übergewicht und die damit verbundenen gesundheitlichen Risikofaktoren.

Ihr Bodymass-Index beträgt: ______ kg/m²

- BMI 20 – 24,9 normal
- BMI unter 20 Untergewicht
- BMI 25 – 29,9 Übergewicht
- BMI 30 und mehr Fettsucht

C Ihre Angaben zum Leidensdruck:

Wie stark leiden Sie unter diesem Fußproblem? Zeichnen Sie im untenstehenden Feld das Ausmaß des Fußproblems intuitiv mittels eines senkrechten Strichs ein. Der linke Rand bedeutet kein Problem, der rechte Rand bedeutet megagroßes Problem:

Kein Problem [ ] Maximales Problem

D Ihre Angaben zum Leitsymptom:

Welcher Natur ist Ihr aktuelles Fußproblem: Wo drückt der Schuh? Welches ist das Leitsymptom? Zutreffendes bitte umkreisen, es sind mehrere Antworten möglich:

- ☐ Fußschmerzen
- ☐ Fußdeformität
- ☐ Fußschwellung und Überwärmung
- ☐ Fußlähmung oder Gefühlsstörung
- ☐ Rein vorsorgliches Anliegen
- ☐ Anderes Fußproblem: ______

______

______

E Ihre Angaben zur Ursache:

Welcher Gruppe würden Sie Ihr aktuelles Fußproblem zuordnen. Es sind mehrere Antworten möglich:

- ☐ Fußverletzung: Unfall, Misstritt, alte Verletzung, Unfall-Spätfolgen
- ☐ Überlastung: Sport, Laufsport, Ermüdungsfrakturen

- ☐ Fußprobleme Kinder: Knickfuß, Plattfuß
- ☐ Orthopädisches Problem: Arthrose; Hohlfuß, Knickfuß, Spreizfuß
- ☐ Neurologisches Problem: Spastik, MS, Polio, Lähmung usw.
- ☐ Arterielle Durchblutungsstörung: Verschlusskrankheit
- ☐ Erkrankung der Venen: Thrombose, Varizen, Ödeme
- ☐ Rheumatische Erkrankung: Polyarthritis, Schuppenflechte
- ☐ Internistische Krankheit: Diabetes, Gicht
- ☐ Prävention: rein vorsorgliches Anliegen
- ☐ Unbekannt: Keine Ahnung, was das Problem ist
- ☐ Anderes Fußproblem: ______________________

____

____

F Fußchirurgischer Eingriff aus schulmedizinischer Sicht:

Wurde aus schulmedizinischer Sicht die Möglichkeit oder die Notwendig einer (erneuten) Operation diskutiert? Es sind mehrere Antworten möglich:

- ☐ Eine Fußoperation steht nicht zur Diskussion
- ☐ Eine Fußoperation wurde als Möglichkeit diskutiert
- ☐ Mir wurde konkret zu einer Fußoperation geraten
- ☐ Der Operationstermin steht bereits fest
- ☐ Meine Füße wurden bereits einmal oder mehrfach operiert

G Fußchirurgischer Eingriff aus Ihrer Sicht:

Falls es für Ihr Problem eine geeignete Operation gäbe, wie würden Sie sich dazu stellen? Es sind mehrere Antworten möglich:

- ☐ Wenn es hilft und sein muss – ok
- ☐ Das kann ich so nicht beantworten
- ☐ Der Arzt wird es schon wissen
- ☐ Meine Antwort: ein kategorisches Nein
- ☐ Meine Antwort: ein bedingungsloses Ja

Bei den nachfolgenden zwölf Fragen ist jeweils nur eine Antwort möglich. Wählen Sie bitte das Zutreffendste aus:

1 Erkrankungen, Verletzung und Operation:

Haben Ihre Füße schwere Erkrankungen (z.B. Diabetes, Spastik), Verletzungen oder Operationen durchlitten? Nur eine Antwort:

- A Gesunde Füße
- B Geringe Fußprobleme
- C Erhebliche Fußprobleme
- D Bleibende Fußschäden
- E Starke Gehbehinderung

2 Übergewicht, Sport und Beruf:

Wie stark wurden Ihre Füße in der Vergangenheit beansprucht? Entscheidend ist die durchschnittliche Belastung durch Körpergewicht, Beruf und Sport zusammengenommen. Nur eine Antwort:

- A Geringe Belastung (z.B. Idealgewicht, Gesundheitssport)
- B Erhöhte Belastung (z.B. Übergewicht, Laufsport, hohe Schuhe)
- C Starke Belastung (z.B. Übergewicht, Laufsport, hohe Schuhe)

- D Extreme Belastung (z.B. Fettsucht, Marathon, stehender Beruf)
- E Bleibende Fußschäden, Gehbehinderung

3 Ihre Erwartung:

Was erwarten Sie von einer guten Fußtherapie? Nur eine Antwort:

- A Hilfe zur Selbsthilfe
- B Ich habe keine Erwartungen
- C Erleichterung
- D Sofortige und vollständige Heilung
- E Mir kann eh niemand mehr helfen

4 Funktion und Aussehen:

Wie sehen Ihre Füße aus? Vorzeigetreterchen für die nächste Schuhmode oder doch ein Fall für die medizinische Bildersammlung? Nur eine Antwort:

- A Füße für den Schönheitswettbewerb
- B Kann ich nicht sagen. Halt einfach normale Füße
- C Diskrete Deformierung und Probleme sind nicht zu übersehen
- D Um es beim Namen zu nennen: Meine Füße sind deformiert
- E Ein Fall für die medizinische Bildersammlung

5 Gehzeit:

Wie lange können Sie flotten Schrittes und ohne Unterbruch auf einer Straße geradeaus gehen bis Schmerzen Sie zum Anhalten zwingen? Flott bedeutet 2 Schritte pro Sekunde oder 5 km/h:

- A Stundenlang
- B Weiß ich nicht
- C 1 Stunde
- D Weniger als 1 Stunde
- E Weniger als 15 Minuten

6 Leidensdruck:

Mit manchen Problemen kommt man klar, andere zerren an den Nerven und treiben zur Verzweiflung. Was trifft am besten zu? Nur eine Antwort möglich:

- A Alles im Griff
- B Keine Zeit für solche Fragen
- C Meine Füße beschäftigen und belasten mich
- D Ich leide enorm, das geht an die Substanz
- E Ich bin am Ende – mit den Füßen und manchmal mit dem Leben

7 Motivation:

Gesunde Füße wollen gepflegt, bewegt, trainiert und richtig belastet sein. Dazu bedarf es einer positiven Grundeinstellung, einer großen Portion Geduld, einer Prise Einsicht und einem Schuss Disziplin. Welche Aussage punkto Motivation trifft für Sie am besten zu – nur eine Antwort möglich:

- A Bin top motiviert und nahezu grenzenlos geduldig
- B Muss ich mir zuerst überlegen
- C Ich bin bereit, mitzumachen
- D Meine Motivation steht knapp über dem Gefrierpunkt
- E Null Bock. Reine Zeitverschwendung

8 Body-Mass-Index:

Der BMI wird aus Körpergewicht und Körperlänge berechnet (siehe Beginn des Fragebogen). Normal ist ein BMI von 20 – 25. Werte über 25 gelten als übergewichtig, Werte über 30 als fettsüchtig. Ordnen Sie hier Ihren BMI-Wert ein, falls er bekannt ist:

- A BMI 20 – 24,9
- B BMI unter 20
- C BMI 25 – 29,9
- D BMI 30 – 34,9
- E BMI über 35

9 Therapiebilanz:

Vielleicht haben Sie schon mehrere Anläufe unternommen, aktiv etwas für Ihre Füße zu tun: Einlagen, Medikamente, Reflexzonenmassage, operative Eingriffe usw. Alle bisherigen Therapieerfolge und Misserfolge zusammen genommen – was trifft am besten zu? Nur eine Antwort:

- A Bin schon so gut wie geheilt
- B Die Erfolgaussichten sind nicht abschätzbar
- C Hat Erleichterung gebracht
- D Keine nennenswerte Verbesserung
- E Alles wird schlimmer

10 Körperwahrnehmung:

Körperwahrnehmung und Lernvermögen sind mitentscheidende Erfolgsfaktoren. Wie gut ist Ihre Körperwahrnehmung? Wie gut können Sie Erkenntnisse im Alltag umsetzen? Nur eine Antwort:

- A Top! Körperliche Veränderung – das ist mein Leben
- B Wie bitte – können Sie die Frage wiederholen?
- C Der gute Wille ist da, aber...
- D Habe, mache und gebe mir Mühe
- E Hoffnungslos! Mit Veränderung tue ich mich schwer

11 Lebensalter:

Wie alt sind Sie?

- A 20 – 40
- B Kinder, Jugendliche
- C 40 – 60 Jahre
- D 60 – 80 Jahre
- E Über 80 Jahre

12 Diagnose und Prognose:

Möglicherweise waren Sie schon beim Arzt und kennen Diagnose und Prognose Ihres Fußproblems. Wählen Sie die zutreffendste Antwort aus:

- A Nichts Ernsthaftes, höchstens eine Bagatelle
- B Ich kann mein Fußproblem nirgends einordnen
- C Meine armen Füße: z.B. Ödeme, Durchblutung, Unfall, Arthrose, Lähmung, Rheuma, Diabetes
- D Bleibende Fußschäden! Ein chronischer Verlauf ist programmiert
- E Starke Gehbehinderung! Erwerbsfähigkeit oder Gehfähigkeit sind in Frage gestellt

Besten Dank für Ihre Mitarbeit

Die Antworten A – E der Fragen 1 – 12 können Sie in die Netzgrafik S. 158 einzeichnen und die Punkte miteinander verbinden. Je größer der Stern, desto schwieriger Ihr Fußproblem.

Für die Erstellung der Netzgrafik gehen Sie so vor: Ihre Antworten werden in eine leere Zifferblatt-Netzgrafik (Kopiervorlage S. 158) übertragen. Das Zifferblatt besteht aus zwölf Strahlen 1-12, entsprechend den vollen Stundenwerten einer Zifferblattgrafik. Um das Zentrum sind fünf feine Netzringe A-E gespannt – A innen und E außen. Die Antworten des Fragebogens werden jeweils an der Schnittstelle von Strahl (1-12) und Netzring (A-E) als dicker Punkt eingezeichnet. Die Fragenummern 1-12 entsprechen dabei den „vollen Stunden" 1-12 Uhr. Die zwölf Antwortpunkte werden mittels einer dicken Linie miteinander verbunden. Innenfläche schraffieren. Dies ergibt den individuellen Problemstern. Je größer der dunkle Stern, desto größer das Fußproblem. Eine differenzierte medizinische Interpretationshilfe findet sich im Fachbuch „Füße in guten Händen" [15].

Anhang

Kopiervorlage Netzgrafik

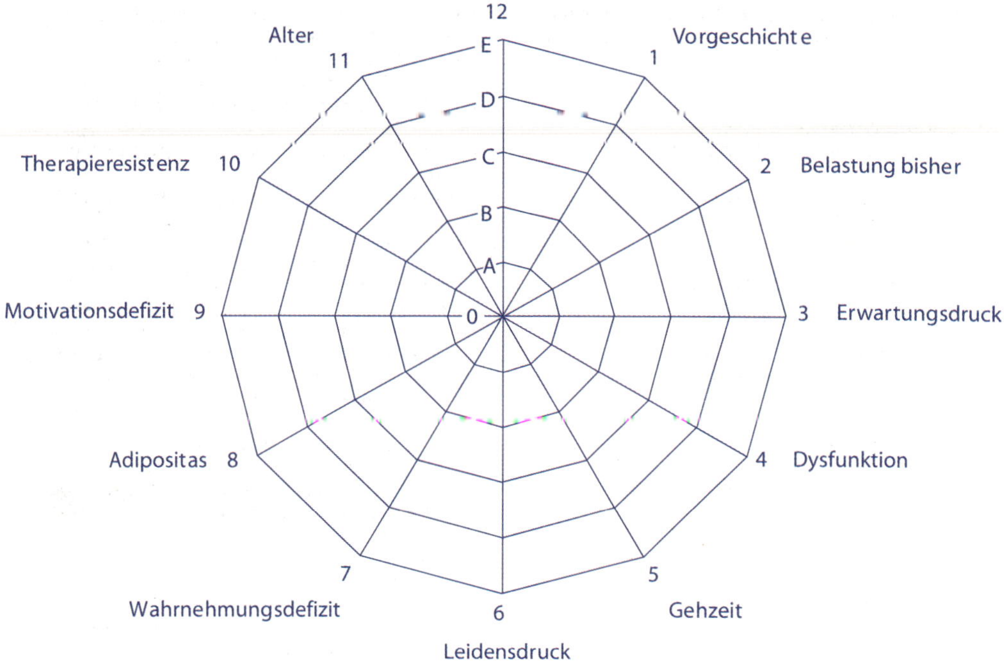

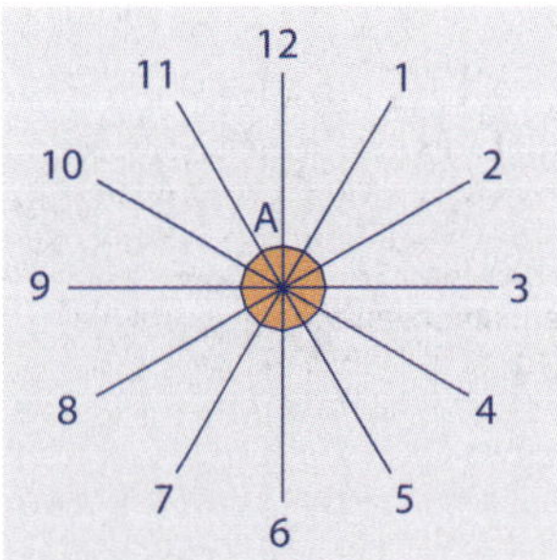

„no Problem"

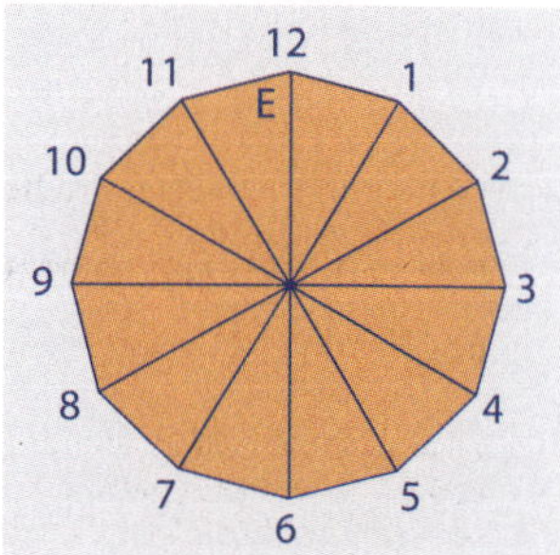

„Mega Problem"

Bibliografische Information der Deutschen Nationalbibliothek
Die Deutsche Nationalbibliothek verzeichnet diese Publikation in der Deutschen Nationalbibliografie; detaillierte bibliografische Daten sind im Internet über http://dnb.d-nb.de abrufbar.

Liebe Leserin, lieber Leser,
hat Ihnen dieses Buch weitergeholfen? Für Anregungen, Kritik aber auch für Lob sind wir offen. So können wir in Zukunft noch besser auf Ihre Wünsche eingehen. Schreiben Sie uns, denn Ihre Meinung zählt!
Ihr TRIAS Verlag

E-Mail Leserservice:
heike.bacher@medizinverlage.de
Adresse.
Lektorat TRIAS Verlag, Postfach 30 05 04
70445 Stuttgart
Fax: 0711-8931-748

Programmplanung: Sibylle Duelli
Außenlektorat: Annerose Sieck

Umschlaggestaltung und Layout:
Cyclus · Visuelle Kommunikation, Stuttgart

Bildnachweis
Umschlagfoto vorn: ZEFA,
hinten: Spiraldynamik® International AG
Fotos im Innenteil: Spiraldynamik® International AG

Zeichnungen: Viorel Constantinescu:
S. 15, 18, 19, 48, 49, 88, 90, 92, 94, 96, 98, 100, 104, 106, 140, 141, 142;
alle anderen Zeichnungen:
Spiraldynamik® International AG

Die abgebildeten Personen haben in keiner Weise etwas mit der Krankheit zu tun.

3. vollständig überarbeitete Auflage 2007

Printed in Germany

Satz: Cyclus Media Produktion, Stuttgart
gesetzt in InDesign 4.0
Druck: Westermann Druck Zwickau GmbH, Zwickau

Gedruckt auf chlorfrei gebleichtem Papier

ISBN 978-3-8304-3418-4 1 2 3 4 5 6

Wichtiger Hinweis: Wie jede Wissenschaft ist die Medizin ständigen Entwicklungen unterworfen. Forschung und klinische Erfahrung erweitern unsere Erkenntnisse, insbesondere was Behandlung und medikamentöse Therapie anbelangt. Soweit in diesem Werk eine Dosierung oder eine Applikation erwähnt wird, darf der Leser zwar darauf vertrauen, dass Autoren, Herausgeber und Verlag große Sorgfalt darauf verwandt haben, dass diese Angabe dem Wissensstand bei Fertigstellung des Werkes entspricht.

Für Angaben über Dosierungsanweisungen und Applikationsformen kann vom Verlag jedoch keine Gewähr übernommen werden. Jeder Benutzer ist angehalten, durch sorgfältige Prüfung der Beipackzettel der verwendeten Präparate und gegebenenfalls nach Konsultation eines Spezialisten festzustellen, ob die dort gegebene Empfehlung für Dosierungen oder die Beachtung von Kontraindikationen gegenüber der Angabe in diesem Buch abweicht. Eine solche Prüfung ist besonders wichtig bei selten verwendeten Präparaten oder solchen, die neu auf den Markt gebracht worden sind. Jede Dosierung oder Applikation erfolgt auf eigene Gefahr des Benutzers. Autoren und Verlag appellieren an jeden Benutzer, ihm etwa auffallende Ungenauigkeiten dem Verlag mitzuteilen.

Die Ratschläge und Empfehlungen dieses Buches wurden vom Autor und Verlag nach bestem Wissen und Gewissen erarbeitet und sorgfältig geprüft. Dennoch kann eine Garantie nicht übernommen werden. Eine Haftung des Autors, des Verlages oder seiner Beauftragten für Personen-, Sach- oder Vermögensschäden ist ausgeschlossen.